중년여성,
나는 폐경기에
잘 적응하고 있는가

중년여성,
나는 폐경기에
잘 적응하고 있는가

폐경기 여성의 적응 측정 도구

배경의 지음

한국학술정보㈜

머리말

　여성에 있어 폐경기는 생산기에서 비생산기로 전환되는 생물학적인 변화뿐만 아니라 사회적, 문화적, 심리적인 요인이 복합되어 다양한 변화가 일어나는 시기이다. 폐경기의 적응은 중년기 이후 여성의 건강과 삶의 질을 결정하는 중요한 지침이 된다. 지금까지 폐경기 여성의 건강관리는 주로 의학적인 측견에서 증상 중심의 사정과 중재가 이루어졌다. 뿐만 아니라 외국의 도구를 번역하고 수정, 보완하여 우리나라 여성들에게 사용하였으므로 문화적으로 맞지 않는 것이 많았다. 이 책은 간호학적 입장에서 폐경기를 여성의 정상적인 생의 과정으로 인식하고, 여성이 폐경기의 변화에 잘 적응하여 건강을 유지, 증진하도록 돕기 위한 폐경기 적응 측정도구를 개발하는 과정에 대해 서술하고 있다.

　개념적 틀은 Roy의 적응이론을 근거로 하였으며, 문헌에 나타난 폐경기 여성의 건강문제와 대처방법 외에, 문화적인 차이를 고려하여 '포커스 그룹 인터뷰'를 통해 현재 한국여성이 경험하는 폐경으로 인한 불편감과 적응방법을 파악하였다. 도구개발의 절차는 Lynn(1986)이 제시한 도구개발 과정을 따랐으며, 그 과정은 개발단계(1단계)와 결정 및 수량화 단계(2단계)로 나누어 진행하였다.

　개발된 폐경기 적응 측정 도구는 신뢰도와 타당도가 높으며 현재 한국여성의 문화적 배경이 고려된 도구로서 한국의 폐경기 여성의 적응상태를 평가할 수 있도록 제작되었다. 앞으로 본 도구는 연구와 실무를 통해 신뢰도와 타당도가 계속 검증될 것이다. 또한 폐경기 적응 상태를 정확히 파악하여 각 대상자의 특성과 상황이 고려된 개별적이고 다양한 간호접근을 위해 활용될 것으로 기대한다.

또한 간호학은 오랜기간 축적된 실무를 근간으로 현재 이론과 그 관련 개념들을 정립해가고 있다. 이에 간호학에서 사용하는 혹은 도출된 개념을 연구와 임상에 적용하기 위해서는 측정 가능한 변수로 전환해 줄 도구화 작업을 필요로 한다. 이러한 도구화 작업은 이론을 근거로 한 논리적인 절차를 요구한다. 이 책이 개념의 도구화 작업을 준비하는 이들에게 작은 도움을 줄 수 있기를 기대해 본다.

인간은 누구나 자신만의 삶의 궤도가 있다. 다른 사람과 비교하지 않고 스스로 선택한 삶의 궤도를 성실하게 지키는 가운데 나의 존재 이유를 알 수 있을 것이다. 스스로 선택한 이 삶의 궤도를 성실히 지켜나갈 수 있도록 도움을 주신 모든 분들께 감사의 마음으로 이 책을 바친다.

목 차

제1장 서 론

제1절 연구의 필요성

　전통적으로 폐경기 여성에게 나타나는 변화들은 난소기능과 호르몬 변화에 관련된 신체적, 심리적 증상으로 정의함으로써 병으로 간주해 왔다(Donovan, 1951; Kraines, 1963). 그 후 이경혜(1992), Dickson(1990) McKinley(1996) 등은, 폐경으로 인해 나타나는 변화는 인간 생의 과정에서 경험하게 되는 여러 가지 사회심리학적 요인이 복합되어 나타나는 다양한 증상들이 포함되며, 폐경기 증후군은 신체·정신·사회적 불편감과 문화적 행동이라고 함으로써 병으로 간주해 오던 폐경기 변화들에 대한 시각을 달리하였다. 그럼에도 불구하고 여전히 폐경과 폐경기 증후군은 호르몬 결핍에 의한 질병으로 의사에 의해 치료받아야 하는 것으로 인식되는 경우가 많다. Dickson(1990)은 폐경 연구의 주요한 과학적 패러다임으로 생의학적, 사회문화적, 여성주의적, 포스트모더니즘 패러다임을 들고 이 중 가장 지배적인 패러다임이 생의학적 패러다임이라고 하였다. 호르몬 요법이 시작되면서 자리 잡기 시작한 질병 중심의 폐경에 대한 인식이 지금도 여전히 우세하다.

　간호학적 관점에서 폐경은 생의학적, 사회문화적, 여성학적 관점을 통합하여 여성이 경험하는 정상적인 생의 과정(normal life process)

으로 인식하고 대부분의 여성들은 스스로 폐경기의 변화에 적응하고 대처할 수 있는 능력이 있다고 하였다(이경혜, 1992). 폐경현상은 개인에 따라 생리적 변화뿐만 아니라 역할의 변화, 자아정체감의 변화, 여러 가지 생활사건, 스트레스, 노화과정의 시작과 함께 상황적 위기를 가져올 수 있으므로(이경혜, 1992), 폐경기의 적응은 신체적, 정신적, 사회적으로 그 양상이 개인에 따라 그 정도가 달라질 수 있다.

대부분의 여성들은 폐경기변화에 잘 적응하며, 경미한 건강문제는 여성 자신이 그 적응 정도에 따라 스스로 관리할 수 있다. 그러나 폐경과 관련된 일련의 변화와 자극에 효과적으로 대처하지 못하고 적응하지 못할 때 여성은 건강한 중년기로 발달할 수 없을 뿐아니라 노년기에 건강문제로 더 심각한 고통을 경험하게 된다. 그러므로 폐경기 여성의 건강관리를 위해서는 간호사가 대상자의 폐경기변화에 대한 적응상태가 어떠한지를 정확히 파악하여 대상자가 스스로 수행할 수 있는 구체적인 간호접근을 할 때 가장 효과적이고 만족스런 결과를 기대할 수 있다. 이를 위해서는 현재 한국의 여성에게 가장 신뢰성 있고 타당한 폐경기 여성의 적응상태를 사정하기 위한 도구가 필요하다.

지금까지 폐경에 대한 대부분의 연구는 생의학적관점에서 폐경의 신체적, 의학적 증상과 치료에 중점을 두었기 때문에 폐경기 여성이 스스로 적응하는 능력과 그러한 능력을 지지하고 돕는 간호학적 접근이 부족하였다. 폐경과 관련된 연구에서 사용하고 있는 폐경관련 사정 도구는 생의학적 관점에서 본 폐경 증상을 사정하기 위한 도구들로, 서양여성을 대상으로 개발된 외국 도구들(Neugarton &

Kruines, 1965; Sarrel, 1995)을 번역하거나 이들을 수정 보완한 도구(박혜숙, 2003; 조현숙, 2001)를 사용하고 있었다. 따라서 간호학적 관점에서 보는 폐경기에 대한 사정이 어려울 뿐만 아니라 한국 여성의 폐경기 적응상태를 파악하는 데 무리가 있었다.

이에 본 연구에서는 간호학적 관점의 폐경기, 즉 적응의 측면에서 폐경기를 평가하고, 한국의 여성에게 가장 적합한 폐경기 적응 측정 도구를 개발하여 폐경기 여성의 건강유지 증진 및 삶의 질 향상을 위한 포괄적이고 구체적인 간호사정 및 중재에 활용하고자 한다.

제2절 연구의 목적

본 연구의 목적은 한국의 중년 여성을 대상으로 폐경기 여성의 적응상태를 평가할 수 있는 측정도구를 개발하기 위함이다.

제3절 용어 정의

1. 폐경기

• 이론적 정의: 폐경기란 난소의 기능이 상실되어 에스트로겐의 분비가 감소되고 생식기에서 비생식기로 전환되는 시기로, 노

년기로 가는 과도기이다(대한폐경학회, 1994). 즉 폐경 전 (premenopause)에서부터 폐경(menopause) 및 폐경 후 1년까지의 주 폐경기(perimenopause)를 포함한 시기를 말한다.

- 조작적 정의: 본 연구에서는 폐경으로 영향을 받는 시기인 폐경 전(premenopause)에서부터 폐경 후 4－5년까지의 45세에서 60세 사이로 정의한다.

2. 폐경기 적응

- 이론적 정의: 폐경기 여성이 경험하는 신체적, 정신적, 사회문화적 변화에 대해 Roy의 적응모형에 따른 신체적 양상, 자아개념 양상, 역할기능 양상, 상호의존 양상에 대한 적응 수준을 말한다.
- 조작적 정의: 본 연구에서는 개발된 도구에 의해 측정된 점수로써 점수가 높을수록 폐경에 대한 적응상태가 좋음을 의미한다.

제2장 문헌고찰

이 장에서는 폐경에 대한 문헌과 기존의 도구를 고찰하여 폐경 관련 개념을 확인하고 연구의 개념적 틀인 Roy의 적응모형에 따라 폐경기 여성의 변화와 적응방법을 확인하였다.

제1절 폐경기 여성의 적응

폐경은 난소의 기능이 상실되어 에스트로겐의 분비가 없어지고 배란이 일어나지 않고 월경이 끊어져 생산기에서 비생산기로 전환하는 시기이다(이경혜 외, 1998). 또한 노년기로 가는 과도기적 시기로 갱년기와 동의어로 사용되기도 한다. 폐경기는 폐경전기, 폐경, 폐경후기를 모두 포함한 주폐경기(perimenopause)를 말한다(Sherman, 2005).

대한폐경학회(1994)의 보고에 따르면 우리나라 여성의 대부분은 51 - 52세에 폐경을 맞이하며 최저 39세, 최고 60세로 평균 48세이다. 보통 폐경 전 3 - 4년간 증상들을 경험하고 폐경 후에도 약 1년간은 난소기능의 변동이 일어나므로 폐경으로 인한 변화는 95%의 여성에게서 39 - 51세에 시작하고, 주 폐경기의 기간은 평균 5년이며 95%의 여성에게서 2 - 8년의 기간에 걸쳐서 발생한다

(Mckinlay, 1996).

　폐경기의 주요한 변화로 신체적인 변화는 난소에서 분비되는 호르몬의 변화 때문에 월경이 불규칙하게 되고, 질분비물의 분비가 줄어들며 자율신경의 기능이 불안정하게 되어 얼굴이 화끈거리며 땀이 난다(이진용, 1994). 사회심리적인 변화는 노령화로 인한 신체적 약화와 뇌신경계 변화와 함께 자녀의 성숙과 독립으로 오는 역할의 변화와 남편의 은퇴 등으로 경제적 자립도 약화, 사회적 지위 및 역할 변화 등으로 인한 우울이나 자존감 저하, 외로움, 허무감 등의 정신심리적인 변화가 나타난다(대한폐경학회 편찬위, 2000). 이런 변화들은 어떤 특정한 질환이라기보다는 여성들의 자연적인 생리적 변화에 대한 적응상의 문제이다(최연순 외, 1999). 따라서 폐경기 여성의 적응은 난소기능 저하로 인한 에스트로겐의 부족과 월경이 없어지는 생리적 변화와 함께 심리적 요인, 사회문화적 요인 그리고 노화과정에서 오는 변화 모두를 고려한 상태를 말한다(Donovan, 1993). 이 외에도 여러 가지 신체적, 신경학적, 정신적인 증상들이 나타나는데 이는 연령적으로 신체가 허약해지고 방어기전이 감퇴되어 여러 가지 다른 질환들이 합병하여 피로하며, 대부분 나이가 들어감을 신체적으로 느끼기 시작한다(Hunter, 1990; Lesh, 1975).

　Roy의 적응 모형을 간호 연구에 적용할 때 전제로 해야 할 것은, 적응모형은 인간을 내적·외적 환경에 적응하는 신체적, 정신적, 사회적 존재로 가정하고 있다는 것이다(Roy & Andrews, 1999). 간호학적 측면에서 폐경기의 여성은 신체적, 정신적, 사회적 존재로 이 시기의 내적 외적 자극에 적응할 때는 건강상태로 평가하며 반대로 부적응할 때는 질병상태로 평가한다. Roy의 적응모형의 적용은 폐경적응측정도구의 개념적 틀로 적합하다고 볼 수 있다. 적응은 한 개의 신체적 양상과 3개의 정신사회적 양상으로 구성된다. Roy의 적응 모형에서는 인간의 적응 행위를 신체적 양상과 3가지 정신사회적 양상인 자아개념 양상, 역할기능 양상, 상호의존 양상으로 설명한다. 이들 양상은 활동이나 행동하는 방법이며 인간은 적응하는 여러 방법을 지니고 있어, 건강이나 질병에 적응하는 방법을 네 가지 양상을 통해 잠정적으로 확인할 수 있다고 한다. 폐경기 적응은 이 네 가지 양상을 통해 확인이 가능하므로 우선 폐경관련 문헌에 나타난 개념을 네 가지 양상에 따라 정리해 보면 다음과 같다.

1. 신체적 양상

폐경현상은 주로 생의학적 모형에 의해 설명되고 있어 대부분의 문헌에서 신체 생리적 변화들을 폐경기의 증상으로 다루고 있었다. 적응 모형의 생리적 양상은 산소화, 영양, 배설, 활동과 휴식, 보호의 다섯 가지 요구가 있다. 또한 생리적 적응에 본질적인 것은 내분비기능, 신경기능, 감각, 체액과 전해질 및 산염기 평형이다(Roy & Andrews, 1999).

신체 생리적 양상은 폐경, 즉 난소기능의 쇠퇴르 인한 초점자극에 의해 주로 일어나는데 폐경기의 난소호르몬의 변화에 따른 적응과정은 무배란성 주기가 점진적으로 증가하면서 월경이 중단되는 느린

과정으로 나타난다(김애경, 1997; 김영순, 1971). 또한 에스트로겐 분비의 저하와 뇌하수체 기능의 이상으로 인하여 불규칙한 월경, 다량의 월경혈 등의 자궁 출혈과 혈관조절 운동의 불안정으로 인한 열감, 야간발한, 홍조, 그리고 질건조증이 대표적으로 발생한다(이경혜, 1998; Smith & Smith, 1996; 신혜숙, 1995).

신경기능의 적응은 호르몬 감소와 연관되어 혈관 축소 및 경련으로 인한 어지러움, 손발의 저림, 감각이 무뎌짐, 두통 등이 나타난다(Lowdermilk and Perry, 2002; 이경혜, 1992). 감각에 대한 적응은 폐경기의 특징이라기보다는 노화와 더 관련이 있다. 다만 폐경이 노화를 좀 더 빨리 진행시킨다고 볼 수 있다. 폐경기의 여성들은 시력의 감소와, 입맛과 소화기능의 변화와 청력의 감퇴가 올수 있다.(Santoro, 2005; 이경혜, 1992).

산소화에 대한 요구와 관련해서 혈중 에스트로겐의 감소로 혈청콜레스테롤이 증가하여 관상동맥혈전증의 위험이 증가되며 혈관벽의 경화는 혈압상승의 요인이 되고 자율신경계의 불안정으로 심계항진, 빈맥, 서맥 등이 온다. 또한 관상동맥 질환에 대한 보호기전의 소실로 심장맥관성 고혈압성 질환과 동맥경화성 질환에 걸리기 쉽다(Sheman, 2005; Smith & Smith, 1996).

영양에 대한 요구의 변화는 폐경기에 발생하는 유방, 엉덩이, 복부 주위의 지방침착과 체중증가를 볼 때 열량이 많은 영양분 섭취의 조절이 필요하며, 감소하는 호르몬양도 영양섭취와 관련된다(Lowdermilk & Perry, 2002; Smith & Smith, 1996).

배설에 대한 요구의 변화는 질건조증, 질염, 성교통과 질과 요도의 위축으로 인한 소양증 및 작열감, 빈뇨, 긴장성 요실금, 비뇨기계 감염, 생식기 크기의 감소 등이 나타날 수 있으며. 위장관 자극으로 변비, 소화불량, 식욕부진, 과다한 장내 가스팽만 등이 나타나 배설 기능의 변화가 있다(이경혜, 1998; Luckmann & Sorensen, 1987).

활동과 휴식에 대한 요구의 변화는 폐경기 후기 증상에 속하는 변화들로 장기간에 걸친 에스트로겐의 감소로 인해 골관절계가 영향을 받음으로 인해 발생하는데 근력의 감소, 골관절염, 골다공증, 키가 줄어들고, 요통 등의 근골격계기능의 변화로 활동의 제한을 갖게 하고 효과적인 휴식을 할 수 없게 한다(Smith & Smith, 1996; Greenwood, 1989). 따라서 활동량의 감소와 휴식의 증가를 요구하게 된다.

보호에 대한 요구의 변화는 폐경과 함께 시작되는 급격한 노화현상과 함께 피부의 변화, 유방크기의 감소, 석소침착, 모발이 빠지는 등 위축성의 변화 등이 나타나므로 외부의 자극과 감염원으로부터 보호가 필요하다(이경혜, 2004; Wilson, 1996).

2. 자아개념 양상

자아개념 양상은 인간의 신체적이고 개인적인 자기인식을 다루고 있는데(Fawcett, 1989), 중년기는 생의 발달단계 중 안정성과 생산성 그리고 자아실현을 특징으로 하는 시기이다. 따라서 경제력과 삶의 질이 안정적으로 유지되고 있는지 자녀들의 성장과 발달 정도는 어떠한지, 여가시간활동은 있는지, 교우관계는 돈독한지, 중년 후기의 신체적인 변화를 받아들이고 대비하고 있는지, 성장하는 가족과의 관계를 잘 유지하고, 도와주고 있는지에 대한 발달 사정이 필요하다 (Seo - Cho, 1999).

자아개념 양상의 두 가지 구성요소는 신체적 자아와 개인적 자아로 신체적 자아는 신체감각과 신체상을 포함하고 개인적 자아는 자아 - 일관성, 자아 - 이상 그리고 도덕적 - 윤리적 - 영적 자아로 구성된다(Roy & Andrews, 1999).

폐경기의 신체적 변화와 관련하여 개인의 자기인식(self - perception)이 이전에 수용된 신체상과 불일치할 때 정서적 긴장이 높아지고 우울이나 슬픔으로 발전되거나 악화되어 일반적인 신체 건강에 더 많은 손상을 일으킨다(McLaren, Hardy & Kuh, 2003). 여성은 남성보다 신체 경계(Body Boundary)에 대한 개념이 정확하며 신체변화에 민감하게 반응하고, 자아정체감과 존중감에 관련된 부분이면 비교적 작은 외적 변화에도 예상하지 못한 반응을 보일 수 있다(Deeks, 2004). Wassener(1982)는 성적능력과 신체상은 불가분의 관계를 갖고 있어 성적 매력이나 기능에 대한 어떤 위협은 자아설정과 현실적응에 손상을 줄 수 있다고 했다. 따라서 폐경기에 경험하게 되는 질건조증으로 인한 성교통과 폐경기의 신체상의 변화는 폐경기 여성의 성적 능력에 큰 영향을 주어 폐경기 여성의 자아정체감의 적응에 부정적인 영향을 준다.

자아에 대한 긍정적인 생각은 정신건강에 필수적이다(Kling, Hyde, Showers, & Buswell, 1999). 자아존중감은 정신사회적 건강의 기초가 되므로 자신이 건강하다고 인식한 대상자는 장래에 대하여 낙관적 태도를 지닐 가능성이 크므로 심리적 안녕이 높아진다(신혜숙,

2001). 또한 이경혜(1992)의 연구에서는 중년여성의 폐경 경험을 '현모양처'에서 한 사람의 '여성'으로 재탄생하여 보람되고 가치 있는 새로운 인생을 시작한다고 하였다. 따라서 폐경기에는 신체감각과 신체상의 변화를 예측할 수 있고 이에 따른 자아에 대한 생각의 변화와 기존에 자아에 대한 생각이 신체적 적응과 함께 작용하여 정신건강에 영향을 미친다고 볼 수 있다.

Anderson과 Posner(2002)는 폐경기 동안 여성은 우울하며, 더 이상 여성이 아니라고 생각한다는 데 대부분의 여성이 동의하고 있다고 하였다. 또한 국내 연구에서 나타난 폐경 경험은 서운하고 서글퍼짐, 의욕을 잃게 되고 자신감을 잃어감, 서글픔, 무력감, 몹시 서글프고 우울함 등이었다(김미정, 최수정과 양승애, 1999; 이미라, 1994; 이경혜, 장춘자, 1992). 이러한 자아에 대한 부정적인 생각은 폐경기 여성의 자아개념 양상의 부적응을 야기할 수 있다.

따라서 폐경기 여성의 자아개념 양상의 적응상태는 신체상, 불편한 성기능, 불안감, 허무감, 낮은 자존감, 무력감, 여성성의 상실로 인한 무가치, 우울, 서글픔, 자신감 상실 등이 비효율적인 적응상태를 나타낸다.

3. 역할기능 양상

역할기능 양상은 인간의 사회 내 지위를 근간으로 한 역할의 형성에 관심을 두고 있다(Fawcett, 1989). Roy의 적응모형에서는 역할기능 양상을 1, 2, 3차 기능 양상으로 분류하고 있다. 따라서 폐경기 여성은 사회적 기대와 실재 자신의 현실적인 상황에 차이가 발생함에 따라 1, 2, 3차 역할기능의 양상에 변화와 긴장이 발생하고 있다.

1차 역할(primary role)은 나이, 성, 발달단계에 따라 결정된다. 따라서 연구대상자의 1차 역할은 45-60세의 중년기 여성으로서의 발달단계와 사회과정에서 특별한 역할 기대가 있음을 확인할 수 있다. 2차 역할(secondary roles)은 발달단계와 1차 역할과 관련된 과업을 완수하기 위해 고려되는 역할들이다. 폐경기 여성은 중년기의 발단단계와 1차 역할인 중년기 여성과 관련된 과업, 즉 아내, 어머니, 직업에서 주어진 역할을 말한다. 경제적 안정을 위해 수입을 창출하는 어떤 역할을 하고 있는지 직업에서 주어진 역할은 무엇인지는 폐경기 여성의 삶의 질에 영향을 미친다(Matthews & Bromberger, 2005). Seo-Cho(1999)는 중년기 경제적, 질적 삶의 안정과 관련해서 대상자가 가장인지, 집은 소유하고 있는지, 세금은 내고 있는지, 주부인지, 고용주인지 피고용인지 등의 역할을 가질 수 있으며, 가족 구성원으로서 부모, 새로운 가족 구성원, 조부모의 역할이 있을 수 있으며, 변화하는 신체적 기능에 대처하기 시작하는 1차 역할, 즉 폐경기 여성의 역할을 제시하고 있다.

3차 역할은(tertiary role)은 우선적으로 2차 역할들과 관련되며 개인이 자기 역할과 관련된 의무를 다하는 방법을 나타낸다(Roy & Andrews, 1999). 중년기에는 안정성과 자아실현의 발달과업에 따라 주로 여가 활동, 즉 운동, 미술, 음악, 다른 흥미 집단과의 활동에 대한 개발과 관계된 다양한 3차 역할이 있을 수 있다(Seo-Cho, 1999). 그 외에도 2차 역할, 즉 아내로써 남편 직장 동료 부인들과의 모임에서 어떤 직책을 맡는다든지, 어머니로써 자녀의 학부모회 모임에 참여한다든지 등 여러 가지 종류의 3차 역할이 있을 수 있다. 또한 사랑을 나누는 연인, 자신을 이해해 주고 공감해 주는 친구나 동료 파트너 등 중년기에는 확고하게 자리 잡힌 의지할 만한 친구의 역할을 하게 된다(Hilditch et al, 1996).

서양 문화에서 노인 여성은 배척의 대상이다. 많은 어린이 동화에서 노인 여성은 물리쳐야 할 대상으로 등장한다. 헨젤과 그레텔의 마녀와 백설공주, 신데렐라의 사악한 계모와 비교하면 주인공들은 더 젊고 예쁘기 때문에 선한 존재로 받아들여진다. 서양문화는 젊음의 문화이며 젊음과 아름다움을 동의어로 보며 폐경을 노인이 되어 간다는 것과 매력, 체력 및 에너지를 잃는 것과 연관 지어 생각한다(Anderson & Posner, 2002; Sherwin, 2001; Defeyetal, 1996; McMaster et al., 1996). 그러나 한국의 폐경기 여성들에게 있어서 폐경은 노인이 되어 간다는 것을 의미하기는 하지만, 노인으로서 대접을 받고 존경을 받는다. 또한 젊은 시절의 일과 속박에서 벗어나 해방감을 느끼고, 인생을 관조하고 남은 생을 잘 맞이해야겠다는 생각을 갖게 되는 인생의 전환기를 의미한다(김미경 외 1999; 이경혜, 1998; 이미라, 1994).

최근까지 자녀의 독립은 어머니에게 있어서 크나큰 심리적 충격이며 '빈 둥지' 경험은 폐경기 여성에게 우울한 사건이었다. 이러한 부모역할의 제한은 역할, 지위, 정체성의 감소로 우울을 예측할 수 있었다. 그러나 젊은 시절을 자녀 양육에 헌신한 많은 중년여성들은 책임감으로부터 해방되고 시간이 자유롭고, 수입이 늘고 자신의 흥밋거리를 찾아다닐 수 있게 되어 생을 되찾았다고 보고하고 있는 반면 어떤 여성은 자녀가 집을 떠남과 동시에 몇 가지 심각한 현실에 직면하게 된다. 남편과의 사별이나 이혼 경험으로 반려자 신분을 박탈당하고, 기대감이 낮아지고, 위기의식을 느낄 뿐 아니라 자기애적 손상을 받기도 한다. 대부분의 여성들은 삶이 끝날 때까지 결혼생활이 유지되기를 바라지만 폐경기 근처에서 배우자와 이혼하거나 사별을 하게 된다. 불행히도 결혼의 붕괴는 수입의 감소와 연관이 있고, 이 시기에 재정적인 안정을 기대하는 여성으로 하여금 불운한 환경뿐 아니라, 심지어 빈곤에 직면하게 한다(Stotland, 2002). 이와 같이 자신이 원하는 역할과 사회가 원하는 역할이 부합되어 역할기능이 긍정적인 적응상태에 있을 수 있는 반면, 상충됨에 따라 부정적인 적응상태에 있을 수도 있다.

어떠한 문화에서든 아동을 집에 혼자 두지 않기 때문에 여성의 전문직화와 사회참여도의 증가라는 여성 역할의 변화가 폐경기 여성으로 하여금 손자, 손녀를 돌보도록 요구할 수도 있다(Sherwin, 2001). 그러나 폐경기 여성은 다른 흥밋거리가 있다거나, 자신이나 가족을 위해 돈을 벌고 싶어 할 수도 있다. 반대로 사회문화적인 측면의 변화로 인해 여성의 역할이 자녀양육과 가정 내에만 머물러 있던 것이 여성의 인력에 대한 요구도가 증가하고 이에 따른 여성의 노동에 대한 인식의 변화로 자녀들은 폐경기 여성으로 하여금 새로운 흥밋거리를 찾으라고 강요하거나 주요한 업무적 책임을 완수할 것을 바라는 데 반해, 폐경기 여성은 자신의 집에서 즐기는 것을 더 좋아하고 손자, 손녀들과 시간을 보내고 싶어 할 수도 있다

이와 같이 폐경기는 사회문화적으로 매우 많은 변화들이 일어나

는 시기이므로 폐경기 여성들은 사회의 기대와 현실, 가능성 사이
의 긴장, 즉 역할들 사이의 갈등이 발생하지 않도록 잘 적응할 필
요가 있다. 역할기능 양상의 적응에 실패 시 역할 실패, 혼돈, 중
년기와 노년기로의 비효과적인 역할 전이, 가정이나 사회로부터의
역할 갈등 등을 초래할 수 있다.

4. 상호의존 양상

상호의존 양상은 의미 있는 타인과의 안정적 애정관계를 개발하
고 유지하는 것이다(Fawcett, 1989). Roy의 적응 모델의 3가지 심
리적 적응 중 하나로 애정적 적절성, 발달적 적절성, 자원적 적절
성과의 상호작용으로 접근해야 한다. 사람들, 그들의 목표, 구조
그리고 발달의 친밀한 상호작용에 초점을 둔다. 애정을 위한 한
사람의 요구, 정상적인 발달과정, 건강한 삶을 위해 필요한 자원들
과 상호관계를 기초로 한다. 이들 요구와 만나기 위해 인간은 상
호의존적인 관계를 다른 사람과의 효과적인 상호작용을 통해 발전
하고 유지해야 한다(Roy & Andrews, 1999). 이러한 상호의존 양상
의 적응은 폐경기 여성에게 있어 50세를 전후하여 양상을 나눌 수
있는데, 50세 전에는 적은 수의 깊은 우정을 나누는 의미 있는 타
인을 형성하여 삶의 영원한 파트너나 지원자로 만들고, 50세 후에
는 젊은 세대와 성숙한 지원자적 관계를 발달시킬 뿐 아니라 자신
의 교우관계를 재정의하고 평가하여 그들과의 상호작용에 새로운
의미를 부여하게 된다(Seo-Cho, 1999).

폐경기 여성의 경우 가족의 지지 특히 남편이나 자녀의 어머니에 대한 관심과 인정이 폐경기 건강 적응에 영향을 미친다. 상호의존성의 부적응 시에 나타나는 문제는 비효율적인 의존과 독립, 분리 불안, 고독, 비효율적인 가족 관계 등이며 경제적 수입의 감소로 인한 부적절한 자원이 또한 지지체계에 영향을 주어 적응을 방해하고 있다(Cunningham, 2002).

사회적 지지는 개인의 건강상태에 중요한 역할을 하고 질병으로 인한 심리적 고통에 완충작용을 하며(Ethgen et al., 2004), 정신적인 건강에 긍정적인 영향을 미치는 것으로 보고되었는데(Dysvik et al., 2004), 특히 가족에 의한 지지는 가장 유익한 지지로 인지되어 왔다(오현자, 2000; Lin, Woelfel, & Light, 1985). 여가활동 시간의 증가는 그 기간을 통해 중년여성의 현재의 상호작용을 유지시켜 줄 뿐 아니라 새로운 친구를 만나는 기회를 제공할 것이다.

폐경기 여성에서는 가족이 여성의 건강행동이나 심리적 안정에 큰 책임을 지고 있다. 따라서 폐경기 여성의 부적응은 전체 가족원들이나 결혼관계에 큰 스트레스원으로 작용하며(Chan, 2000), 가족 간의 균형을 깨뜨리고 가족역동에 변화를 일으켜 새로운 적응을 요구한다(이정범, 1997). 또한 자녀의 결혼으로 인한 가족 구성원의 확대로 변화된 역할 변화는 가족 내에서의 상호의존 양상의 변화를 초래할 수 있다(Roy & Andrews, 1999).

폐경기 여성의 상호의존 양상에서 폐경을 배우자에게 들키지 않고 싶고, 숨기고 싶은 심리가 있는데(김미영 등, 1999), 이는 남편의 성적 관심과 욕구가 사라질까 두려워하는 결과로서 이해할 수 있다(나임순, 2005). 오히려 비슷한 경험을 하고 있는 폐경기의 친구와 가장 많이 폐경에 대해 편하게 토론하고 있으며, 그다음이 딸, 건강정보제공자, 어머니 순으로 폐경관련 정보를 습득하고 지지를 받고 있으며, 그 일차적인 자원은 여성 잡지나 각종 미디어 매체였다(Lyons & Griffin, 2003; Clinkingbeard et al., 1999; Utian & Boggs, 1999). 반면 가장 의미 있는 타인이자 폐경기의 변화에 대해 배려를 받고 싶은 대상은 배우자나 가족으로(Cunningham, 2002), 자신의 요구를 직접적으로 표현하지 않으면서 가족이 알아주기를 바라는 모순적인 상호의존 양상을 보이고 있다.

적응 모형의 간호의 주된 관심은 인간의 사회적으로 의미 있는 활동이며 인간으로 하여금 이에 적응하도록 지지해 주고 증진시켜 주는 것이다. 건강과 질환의 연속선상에서 생기는 여러 가지 자극에 대하여 인간이 적응하도록 하는 것에 핵심적인 강조를 두고 있다. 뿐만 아니라 긍정적인 적응을 위한 에너지를 보전시킴으로써 적응과정을 증진시키려는 간호사의 전체적인 목적 달성에 중요한 기여를 한다(Roy & Andrews, 1999). 폐경기 적응은 여러 요소로 구성되어 있으며 이들 구성요소 간에 생기는 힘은 서로의 힘에 의해 강화될 수도 있고 감소될 수도 있는 성질의 것으로 네 가지 적응 양상이 서로 영향을 미쳐 폐경기 적응 수준을 결정해 준다.

5. 초점, 관련 및 잔여 자극

Roy의 적응 모형은 환경을 형성하는 3가지 종류의 자극에 대해서 설명하고 있다. 초점자극은 내, 외적으로 인간체계의 지각 내에서 가장 직접적인 것으로 물질이나 사건으로 의식 내에 가장 많이 존재하고 있는 것이다. 연관자극은 초점자극에 영향을 미치는 모든 다른 자극을 말한다. 잔여자극은 인간체계 안이나 밖에서의 환경적 요인으로 현재 상황에 미치는 영향이 확실치 않은 것들로 영향요인에 대해 인식하지 못하거나 영향을 주고 있는 사실이 확실하지 않은 자극들이다(Andrews & Roy, 1999). 인간은 환경의 자극을 받으며 환경의 변화에 부단히 적응해 나가는 존재로서 인지기전과 조절기전을 사용하며 적응수준은 개인에 따라 다르다. 적응과 부적응에 따라 안녕에서 죽음에 이르는 건강-질병 연속선상 위의 어느 점에 위치하게 된다.

Roy의 적응모형에서는 이러한 인간의 적응수준을 3가지 자극으로 설명한다. 폐경기 적응에 가장 직접적으로 양향을 미치는 초점자극은 폐경이다. 또한 폐경으로 인해 나타나는 생리적 변화도 초점 자극이 될 수 있다(Lowdermilk and Perry, 2002; 이경혜, 1998; Smith & Smith, 1996; Lark 1990).

연관 자극은 폐경의 변화와 적응에 직접적으로 영향을 미치는 요인들로 여성 개인의 생활 사건, 정서적인 상태, 생활 만족도, 스트레스(조선영, 2003; Cunningham, 2002; 박복희, 2000; 정형숙, 1997), 가족의 구조 및 관계 , 폐경지식(주현옥 외, 2005; 박형숙 외, 2002; 송인숙, 1984), 건강상태, 직업, 성역할 등이 될 수 있다.

잔여자극은 폐경에 대한 태도, 문화적인 배경, 경제적 상태 등이 고려될 수 있다(Cunningham, 2002; 박영주 외, 2001; 이경혜 1998).

이러한 자극들은 개인의 내적·외적 조절기전과 인지기전에 의해 여러 가지 반응이 나타나며 적응상태에 따라 그 정도를 달리한다. 그러므로 간호중재를 통해 자극을 완화하고 적응능력을 강화하면 더 좋은 건강을 유지할 수 있다.

제2절 폐경기관련 연구 경향

폐경관련 연구는 1950년대 초 에스트로겐의 효능에 대한 연구가 시작되면서부터 본격적으로 폐경증상을 측정하고자 하였다. 이에 영향을 받은 국내연구도 폐경증상확인과 에스트로겐 치료의 효과에 집중되어 왔다. 폐경에 대한 관점이 신체적 증상에만 국한되어 있지 않다는 국내 연구의 결과에도 불구하고(김애경, 1997; 신혜숙, 1995; 이경혜, 장춘자, 1992), 폐경기의 변화를 신체적 증상만으로 분리하고 있다(이미라, 1994). 폐경이 되면 몸이 약해지고 질병에 걸리기 쉽다(Temple-Smith et al, 1995; Giffore 1994)는 폐경에 대한 생의학적 관점이 지배적이기 때문일 뿐 아니라 국내 연구에서 사용되고 있는 도구의 대부분이 신체적 증상을 강조하고 있는 서양여성을 대상으로 개발된 도구를 번역하여 사용하고 있는 데서 비롯되고 있다. 따라서 현재까지 폐경관련 연구에서 주로 사용하고 있는 도구에 대해 고찰해 보면 다음과 같다.

Blatt-Kupperman Index(BKI)는 1952년 호르몬 치료에 대한 연구에서 Kupperman에 의해 개발된 폐경기 증상 목록으로 대상자들이 폐경으로 인해 호소하는 11개 항목을 모아 the menopausal index라고 명명하였다. 구체적인 항목은 혈관운동, 감각둔화, 불면,

신경증, 우울증, 현기증, 피로, 근육통 혹은 관절통, 두통, 심계항진, 가려움증이며 의료진이 대상자의 증상을 평가하도록 문항이 구성되어 있으며 말 그대로 질병의 증상이 있는지 없는지를 판별하여 그 심각성을 알 수 있도록 고안되어 있었다. 도구의 목적은 의학적 진단을 위한 것이며 환자들에게 자신의 증상이 얼마나 심각한지를 알려 주기 위해 개발되었다(Alder, 1998). 증상의 정도에 따라 호르몬 치료의 가부를 결정하는 하나의 근거자료로 사용할 수 있으며, 치료 효과를 알아보는 데 사용할 수 있다. 그 후 1960년대와 1970년대에 BKI는 주로 호르몬 요법의 효과를 밝히는 데 사용되었다. 신체적 증상만으로 구성된 이 도구에 한계를 느낀 Ballinger(1990)는 폐경의 정신적인 측면을 함께 고찰한 연구를 발표하였는데 정신적인 영역의 변수들을 제시하고 있다. 이 도구는 총 11개의 문항으로 구성되어 있으며 '전혀 없다' 0점에서 '증상이 심하다' 3점으로 구성된 4점 Likert 척도로서 개발 당시에는 총점을 기준으로 0 - 5점은 none, 5 - 10점은 mild, 10 - 15점은 moderate, 15점 이상은 severe로 폐경기 증상을 측정하였다. 도구의 신뢰도와 타당도에 대한 평가는 연구된 바가 없으나(Alder, 1998) 여러 대상 집단에 대한 도구의 반복사용에서 신뢰도와 타당도를 반영하고 있다.

한국의 폐경관련 연구에서 많이 사용하고 있는 번역 도구 중 하나인 The Menopausal Symptom Checklist(MSC)는 Neugarten and Kraines(1965)의 연구에서 발표된 후 미국에서 널리 사용되어 왔다. 이 도구는 Kraines(1963)에 의해 폐경과 관련된 증상의 심각도와 현재 상태를 알아내기 위해 총 28문항으로 개발되었다. 12문항은 신체적 증상에 대한 문항, 11문항은 정신적인 문항, 5문항은 정신·신체적인 문항으로 구성된 5점 Likert 척도이다. 채점기준은 대상자에 의해 보고된 전체를 다 합산하는 점수법과 각 영역별로 따로 점수를 매겨서 영역별로 점수를 부여하는 방법을 사용한다. 측정된 총합을 이용하여 폐경기 증상에 대한 진단을 추정할 수 있는 도구로 서양여성을 대상으로 빈번하게 사용되고 있다(Holte and Mikkelsen, 1991; Kaufert et al., 1988). MSC의 가장 큰 특징은 폐경의 증상을 신체적, 정신·신체적, 정신적 세 영역으로 나누고 각 영역의 점수를 측정함으로써 대상자가 어떤 영역의 증상이 주인지를 알 수 있다는 점이다. 그러나 정신·신체적 내용은 호르몬의 직접적인 영향으로 나타나는 증상이 아니라는 것일 뿐, 신체적으로 나타나는 증상들이 대부분이며 정신적 영역의 내용도 우울과 불안에 대한 항목만으로 구성이 되어 있어 폐경기의 정신사회적인 영역의 변화상태를 모두 파악할 수는 없다. 개발 당시 측정된 신뢰도는 Cronbach's α = .79였고 증상의 정도가 높은 유럽 여성을 대상으로 시행한 재검사 신뢰도 측정 결과 Cronbach's α = .82였다. Sharma(1983)에 의해 확인된 도구의 총 신뢰도는 Cronbach's α = .71, 정신적 증상은 Cronbach's α = .82, 신체적 증상은 Cronbach's α = .81, 정신·신체적 증상은 Cronbach's α = .79였다. 한국여성을 대상으로 한 연구에서는 문항을 수정 보완하여 사용되었다. 은성숙 (1984)은 MSC를 30문항으로 수정 보완하여 연구에 사용하였고 도구의 신뢰도는 Cronbach's α = .91이었고, 박혜숙(2003)의 연구에서는 25문항으로 수정 보완하여 사용하였으며 신로도는 Cronbach's α = .92였다. 한국여성을 대상으로 하는 거의 모든 연구에서 연구자에 의해 항목이 수정 보완되었으며, 서양여성을 대상으로 한 연구에서는 신체적 증상이 가장 점수가 높은 반면, 한국여성을 대상으로 한 연구에서는 정신·신체적 영역의 점수가 높았다.

최근의 한국 연구에서 많이 사용되고 있는 Menopause Symptom Index(MENS)는 Sarrel(1995)가 개발한 20문항으로 구성된 도구이다. 각 문항은 갱년기 증상의 호소 정도를 '없다' 0점, '가끔' 1점, '자주' 2점으로 구성되어 있으며 총점 40점으로 10 – 15는 경미, 16 – 29점 중등도, 30점 이상은 심한 폐경기 증상을 가진 상태를 나타낸다. Warnock, Burdren & Morris(2000)의 연구에서는 호르몬 치료에 따른 폐경기 증상 사정에 사용되었고 국내에서 조현숙, 이군자(2001)의 연구에서 자연폐경과 인공폐경의 증상 비교에 사용되었다. MSC가 3가지 영역별 증상의 차이를 비교할 수 있는 장점이 있는 반면, MENS는 영역이 나뉘어 있지 않아서 영역별 차이를 알수는 없다. BKI와 마찬가지로 판별할 수 있는 기준이 제시되어 있어 총점을 통해 자신의 증상이 경함, 중등도, 심함의 3군 중 어디에 속하는지 알 수 있다. 자가 보고형식의 설문지이기 때문에 폐경기 여성 스스로 자신의 증상을 알아볼 수 있다. 그러나 이 도구역시 신체적 증상 위주로 구성되어 있기 때문에 증상을 감소시키기 위한 호르몬 요법 결정여부나 폐경 신체적 증상과 관련된 중재전후에 신체적 증상의 경감을 검사하는 데 사용될 수 있을 뿐 폐경기 여성의 역할영역이나 상호의존영역의 문항은 전혀 없다.

폐경 관련 도구의 이러한 한계점을 극복하고자 개발된 도구가 A menopause – specific quality of life questionnaire이다. Hilditch et al(1996)은 개인의 삶의 현재 상태나 치료받고 있는 중재에 따라 영향을 받는 신체적, 감정적, 사회적 측면의 삶의 질이 있다고 보앗다. 개인에게 일어난 사건에 대해 삶의 질을 평가함으로써 그 사건이 미치는 영향을 파악할 수 있다는 전제하에 폐경과 관계된 삶의 질 평가 도구를 개발하였다. 이는 폐경 도구들이 신체적 영역과 우울 측정에서 벗어나지 못하고 있던 폐경관련 도구의 영역을 삶의 질이라는 확장된 개념을 사용함으로써 폐경기 여성을 총체적으로 보려고 시도하였다. 기존의 신체적 영역에서 성적인 영역을 따로 분리하고 우울증상에만 머물러 있던 정신적 영역을 사회심리적 영역으로 확대하여 문항을 구성하였으며 삶의 질 영역을 포함시켰다. 도구의 구성은 총 29문항으로 신체적, 혈관운동계, 심리사회적, 성적인 영역과 삶의 질의 영역으로 구성이 되어 있다. 개발 당시 각 영역별 신뢰도는 신체적 영역 Cronbach's α = .87, 혈관운동계 영역 Cronbach's α = .82, 심리사회적영역 Cronbach's α = .81. 성적 영역Cronbach's α = .89였다. 척도의 구성은 항목의 증상이 있는지 없는지에 대해 응답하도록 한 후 그 정도에 따라 '전혀 성가시지 않다' 0점에서 '극도로 성가시다' 6점까지 7점 Semantic Differential 척도로 응답하도록 하였다. 폐경기 신체적 증상이 높은 여성일수록 삶의 질은 낮아지며, 폐경기 신체적 증상과 폐경기 삶의 질은 상관관계가 높다(Brown et al, 2002; Mattews et al, 1994).

이 도구의 장점은 기존의 폐경에 대한 도구들이 폐경으로 인한 신체적 증상들에 초점을 맞추고 있는 데 비해 폐경기 여성을 총체적인 관점으로 보고 그 영역을 확대시켰다는 것이다. 기존의 도구들이 포함하고 있지 못한 자아개념이나 상호작용 영역이 포함되어 있어 폐경과 관련된 현재 상태를 좀 더 구체적으로 알 수 있다. 단점은 기존의 삶의 질 도구들이 삶의 긍정적인 변화에 대한 문항으로 구성되어 있는 반면 이 도구는 폐경에 초점을 맞추었기 때문에 전 문항이 부정적인 변화나 증상으로 구성되어 있다. 문장이 아니라 단어로 문항이 구성되어 있어서 폐경에 대한 증상 목록처럼 보이는 것도 단점이라고 볼 수 있다.

서양 문화권에서는 폐경은 여성의 생식능력의 소실을 의미하기 때문에 사회적 지위에 영향을 미치는 반면 동양 문화권에서는 나이가 들어감에 따라 여성은 사회적으로 존경받고, 권위가 생기며, 더 높은 지위를 유지할 수 있는 근거가 된다(Li et al, 1995). 한국 여성에게 있어서도 역할기능의 변화가 중요한 폐경기의 변화이다. 서양여성을 대상으로 개발된 A menopause – specific quality of life questionnaire에는 불행하게도 이러한 동양적인 특성이 전혀 반영되어 있지 못해 역할기능 양상에 대한 문항은 한 문항도 없다. 따라서 한국여성을 대상으로 사용하는 데는 문화적인 차이가 발생할 수 있다.

Greene's climacteric scale은 Greene(1998)가 폐경기 증상에 대한 7개의 문헌 및 연구를 토대로 개발된 갱년기 증상 측정도구이다. 요인분석과정을 통한 혈관운동계 영역 2문항, 신체적 영역 7문항, 정신적 영역(불안 영역 6문항, 우울 영역 5문항) 11문항에 성생활에 대한 1문항이 추가되어 총 21문항으로 구성되었다. 이 도구의 척도는 '전혀 없다' 0점에서 '극심하다' 3점으로 갱년기 증상을 측정하며 문항은 증상을 나타내는 1–2개의 단어로 구성되어 있다. 이 도구의 장점은 정신적 영역의 강조이다. 특히 우울과 불안 영역에 대한 문항들이 신체적 영역의 문항 수와 동일하게 구성됨으로써 기존의 신체적 영역만을 강조하던 도구들과 차별을 둘 수 있다. 각 신체적 영역과 정신적 영역별로 증상의 정도를 구별해서 알 수 있다. 그러나 앞서 고찰한 도구들과 마찬가지로 증상만을 나열하고 있으며 사회심리적 요인에 대한 문항이 없다.

The Midlife Women's symptom Index(MSI)는 Im et al.(2005)이 Brodman et al(1956)의 CMI(Cornell Medical Index)를 근간으로 73문항의 폐경기 증상을 모아 구성한 도구이다. MSC와 마찬가지로 신체적, 정신적, 정신·신체적 영역으로 구성되어 있으나 통계적으로 영역을 확인하는 과정을 거치지는 않았다. 응답지의 구성은 우선 대상자에게 지난 한 달 동안에 증상이 있었는지 없었는지를 확인한 후 추가되는 증상에 대해 서술하도록 하였다. 개발 당시 신뢰도는 K - R 20 (Kuder - Richardson formula)값이 .94였고, 그중 아시아계 여성을 대상으로 본 신뢰도는 K - R 20 = .88이었다.

이 도구의 장점은 문항의 구성이 일반건강 사정도구를 근간으로 개발됨으로써 38문항까지는 머리에서부터 발끝까지 전반적인 신체적 변화에 대한 질문으로 구성되어 있고, 월경 상태에 대한 질문이 40 - 46까지로 구성되어 있으며 47번부터는 유방, 생식기계, 비뇨기계의 증상과 정신적 영역의 질문으로 구성되어 있어 다른 도구와 차별을 두고 있다. 질문은 문장으로 구성되어 있으며 마지막 문항은 더 추가되는 증상에 대해 직접 기술해서 응답하도록 하였다. 개별적인 증상에 대한 사정을 할 때 유용할 수 있을 것이다. 질문지에 폐경기의 특성뿐 아니라 일반적인 신처건강에 대한 문항이 함께 들어 있음으로써 건강상태가 폐경기 증상에 미치는 영향을 함께 알 수 있다. 폐경 상태에 따라 구별해서 현재 증상을 확인할 수 있다. 단점은 문항 수가 너무 많고, 점수 확인이 불편하다.

문항이 신체적 영역에 대한 문항은 신체기관 중심으로 구성되어 있으며 그 외 영역은 정신적 영역에만 국한되어 있다.

국내에서 개발된 폐경관련 도구는 두 가지가 있었다. 우선 지성애(1983)의 연구에서 갱년기 증상을 측정하기 위해 구성한 폐경기 증상 척도(MSC)의 17개 항목에 지성애(1986)가 문헌 고찰을 통해 4개 항목을 추가하여 최종적으로 총 21문항의 갱년기 증상을 측정하기 위한 문항을 구성하였다. 0 - 5점으로 구성된 6점 Likert 척도를 사용하였고 점수가 높을수록 갱년기 증상의 호소 정도가 높다고 해석하였다. 개발 당시 신뢰도 Cronbach's α = .88이었다. 이 도구는 문항의 대부분이 The Menopausal Symptom Checklist(MSC)를 근간으로 하여 연구자가 문헌 고찰을 통해 한국적인 문항을 더 추가하고 필요 없는 문항을 삭제하여 만든 것으로 이 도구를 사용한 다른 대상자 집단에 대한 연구에서도 문항에 대한 계속적인 수정이 있었다. 김명희(1993)의 연구에서 사용한 본 도구의 신뢰도는 Cronbach's α = .92였고, 유은광, 김명희와 김태경(1999)의 연구에서는 Cronbach's α = .94였다. 이러한 수정과정은 서양여성을 대상으로 구성된 기존 도구를 근간으로 하고 있기 때문이다. 따라서 MSC가 가지는 문제점을 가지고 있으며 요인분석이 이루어져 있지 않아 도구의 내적 구성요소를 확인하기 어렵다.

국내 연구자에 의해 개발된 두 번째 도구는 Menopause Symptom Scale이다. 송애리(1999)가 폐경 증상을 측정하기 위해 개발한 도구로 가족 및 사회적 관계 13문항, 신체 생리적 반응 9문항, 정신심리적 반응 10문항, 비뇨생식기 반응 4문항, 배우자와의 관계 4문항으로 총 40문항으로 구성되어 있으며, 4점 Likert 척도를 사용하여 점수가 높을수록 폐경 증상이 심한 것으로 해석하였다. 개발 당시 신뢰도 Cronbach's α = .92였다. 임현자(2001)의 요실금, 갱년기 증상과 삶의 만족도 연구에서는 .90이었다. 이 도구는 한국여성의 특성이 반영된 첫 도구라는 데 의의가 있다. 이 도구는 크게 사회심리적 영역과 신체적 영역으로 나뉠 수 있다. 가족이나 사회관계 양상이 도구의 문항에 포함되었다는 점에서 기존의 도구와의 문화적 차이를 나타내고 있다.

미국, 호주, 캐나다 여성을 대상으로 한 폐경 연구에서는 폐경과 관련하여 열감, 야간발한, 기분변화의 증상이 높게 나타나지만, 동양권 여성을 대상으로 한 연구에서는 이런 증상이 높지 않다(Fu et al, 2003). 한국여성을 대상으로 한 연구에서는 피로나 관절통, 요통 등의 증상이 열감이나 발한보다 더 빈번하게 나타났다(조현숙, 이군자, 2001; 유은광 외, 1999; 김명희, 1993). 이는 동양문화권 여성의 폐경관련 특성은 서양문화권 여성의 특성과 다르다는 것을 알 수 있다. 기존의 서양 도구를 번역 수정해서 사용해 왔던 연구에서는 나타나는 빈도의 항목이 다르다는 것은 알 수 있었지만 또 다른 특성에 대한 확인은 할 수 없었다.

여성건강을 보는 관점은 문화적으로 차이가 있다. Wang(1997)은 동양문화권 여성들은 폐경을 나이가 들어가면서 나타나는 자연적인 과정으로 보고, 호르몬 치료는 자연적인 방법이 아니라고 생각하는 반면, 서양문화권에서는 폐경과 호르몬 치료에 대해 대부분의 여성들이 정보를 알고 폐경을 질병이라고 생각하며 호르몬 치료를 받는 것을 당연시한다고 하였다. 폐경과 관련된 신체적, 정서적 반응은 사람들의 폐경에 대한 경험, 믿음, 태도, 관습에 따라 다양한 형태로 타나난다(Hunter, 1999: 이경혜, 1998). 동서양의 이러한 차이에도 불구하고 서양여성을 대상으로 개발된 도구를 번역해서 사용한다면 한국여성의 폐경기를 제대로 파악하지 못하고 결국 그에 따른 적합한 간호중재를 할 수 없게 된다. 또한 신체적 증상에만 국한된 기존도구의 문제점은 폐경기 여성을 총체적으로 고려하지 못하고 신체에 국한시킴으로써 정확한 사정을 할 수 없게 된다. 따라서 인간을 총체적인 영역으로 보고 그 건강 상태를 확인할 수 있는 Roy의 적응 모형을 통해 폐경기 적응을 측정한다면 한국여성의 폐경기를 평가하는 데 적합할 것으로 판단되었다.

제3장 연구방법 및 절차

제1절 연구설계

본 연구는 Roy의 적응 모형을 이론적 기틀로 하여 폐경기 적응 정도를 측정하는 도구 개발을 목적으로, Lynn(1986)이 제시한 도구 개발 절차를 근거로 한 방법론적 연구이다.

제2절 연구절차

1. 구성요인 확인 단계

Roy의 적응 모형의 네 가지 양상에 따라 폐경기관련 문헌 고찰, 폐경관련 기존 도구 및 이와 관련된 선행연구에 대한 고찰과 중년 여성을 대상으로 한 포커스 그룹 인터뷰를 통하여 폐경기 적응상 태를 구성하는 요인을 확인하였다.

1) 폐경기관련 문헌 고찰

도구에 포함될 구성요인을 규명하기 위해 폐경기에 대한 문헌,

폐경기 적응 개념과 관계하여 연구된 국내외의 문헌, 폐경기 여성을 대상으로 연구한 문헌을 각종 학회지와 학위논문을 중심으로 약 100여 편을 고찰하였다. 그중 Greenwood(1998)의 "Menopause, Naturally: Preparing for the second half of life", 질적연구방법을 통해 폐경의 의미를 분석한 이경혜와 장춘자(1992)의 "중년 여성의 폐경 경험"을 주요 문헌으로 하여 폐경 속성을 밝힌 이미라(1994), 김애경과 유은광(1997), 신혜숙(1995) 등 다수의 논문을 참고하였다. 도구의 구성의 전체적인 틀은 Assessment Tool for the Roy Adaptation Model(Seo - Cho, 1999)을 참조하였다.

2) 기존 도구의 고찰

현재까지 폐경과 관련된 연구에서 사용된 도구 중 서양여성을 대상으로 개발된 폐경기 및 갱년기 증상 측정도구 5개, 폐경기 삶의 질 측정도구 1편과 한국여성을 대상으로 개발된 도구 2편을 중심으로 각 도구의 구성과 특징 및 장단점을 고찰하고 각 도구의 구성요인 및 개념을 확인하였다.

폐경증상 및 갱년기 증상을 측정하기 위해 개발된 도구 중 Kupperman(1952)의 Blatt - Kupperman Index(BKI), Kraines(1963)의 The Menopausal Symptom Checklist(MSC), Sarrel(1995)의 Menopause Symptom Index(MENS) Greene(1998)의 Greene's climacteric scale, Im et al.(2005)의 The Midlife Women's symptom Index(MSI)은 기존의 서양 문헌과 도구를 근거로 서양여성을 대상으로 개발된 도구이다. A menopause - specific quality of life questionnaire은 Hilditch et al(1996)이 폐경이나 호르몬 치료 및 폐경기 중재에 의해 영향을 받는 삶의 질을 고려하여 개발한 도구이다. 한국여성을 대상으로 개발된 도구 중 지성애(1983)의 도구는 MSC를 근거로 하여 개발되었다. 송애리(1998)의 Menopause Symptom Scale은 폐경 중이거나 폐경된 여성 40명을 대상으로 심층면담한 자료와 문헌 고찰을 통해 추출된 자료를 근거로 개발된 도구이다. 이와 같이 외국과 국내의 폐경관련 총 8개의 도구를 고찰하였다.

3) 포커스 그룹 인터뷰

한국의 폐경기 여성의 사회 문화적인 측면을 고려하여 도구의 문항구성에 반영하기 위해 폐경기 중년 여성 두 집단을 구성하여 포커스 그룹 인터뷰를 실시하였다.

포커스 그룹 인터뷰는 2005년 4월 23일부터 5월 30일까지 A집단 7명, B집단 9명을 대상으로 3회에 걸쳐 시행되었으며 인터뷰에 참여한 참여자는 총 16명이었다. 각각의 포커스 그룹은 100분에서 130분 동안 진행하였다. 인터뷰 장소는 참여자들이 접근기 용이하고 편안하게 참여할 수 있고, 인터뷰 과정 동안 방해받지 않도록 조용한 장소를 사용하였다. 진행은 연구자와 간호대학 교수 1인이 공동으로 진행을 하고, 보조 진행자 1인이 그룹 진행을 관찰 기록하였다.

포커스 그룹 인터뷰 참여자들로부터 필요한 응답을 얻고 진행자에 따라 발생할 수 있는 변수들을 최소화함으로써 양질의 연구 분석이 가능하도록(김성재 외, 2000) 대화체로 준비된 질문들을 일관성 있게 참여자들에게 제공하였다. 따라서 본 연구에서는 세부질문작성법

(guestioning route)에 따라 질문을 작성하여 포커스 그룹을 진행하였다<표 1>.

녹음된 토론 내용은 필사본으로 전환하여 기록하였다. 포커스 그룹 인터뷰의 분석은 연구의 시작의도로 돌아감으로써 시작되며. 그 연구의 목적과 설계가 분석 과정 동안 분석구조의 정도를 지시해 준다(Austin, 1994: Morgan, 1997). 따라서 연구 시작 시 분석 1단계에서는 분석전략에 대한 잠정적인 결정이 이루어져야 하는데 본 연구는 학술적 목적을 두고 있으므로 녹취록 의존 분석을 계획하였다. 2단계 포커스 그룹 인터뷰 진행 중에는 일치되지 않는 의견과 모호하고 숨겨진 의견에 주의를 기울이고 탐문질문을 하여 분석을 시도하였으며 보조진행자가 작성한 현장노트를 참조하여 참여자의 행동과 배경에 관한 정보를 확보하였으며, 녹취자료를 연구자가 직접 반복하여 듣고 분석하였다. 집단 토론의 분석 결과 중 적절하다고 판단되는 내용은 도구에 포함될 문항으로 선정하였다.

<표 1> 포커스 그룹 인터뷰 진행 질문 내용

질문종류	질문 내용
도입질문	1. 폐경이란 무엇이라고 생각하십니까?
전환질문	2. 폐경과 더불어 본인에게 발생한 문제는 무엇이라고 생각하십니까?
주요질문	3. 그 문제들로 인해 가장 영향을 받은 것은 무엇입니까? (예를 들어 건강, 정신, 역할, 대인관계 등에 어떤 변화가 있다고 생각하십니까?) 4. 그 문제에 잘 적응하기 위해 어떤 행동이나 방법을 선택하고 계십니까? 5. 그 외에 폐경기 문제들을 해결하는 방법에는 어떤 것이 있다고 알고 계십니까?
마무리 질문	6. 지금까지 여러분의 폐경기 적응에 대해 이야기를 하였는데 더 이야기하고 싶은 것이 있습니까?

2. 문항 작성 단계

　도구의 항목을 구성하는 단계로 문헌 고찰, 기존도구의 문항, 포커스 그룹 인터뷰 자료를 근거로 Roy의 네 가지 적응 양상에 해당하는 문항을 수집하여 자가 보고의 형식으로 예비 문항을 구성하였다. 예비 문항은 Lynn(1986)의 기준을 참고로 하여 내용의 구성이 '매우 타당하다'를 4점, '타당하다' 3점, '타당하지 않다' 2점, '전혀 그렇지 않다'를 1점으로 평점하도록 하였다.

　예비문항산출에 대한 내용 타당도 검증을 위해 간호학 교수 자문 평가단을 구성하였다. 1단계로 자문평가단 회의에서 본 연구자가 작업한 예비문항에 대해 각 문항별로 평점하도록 하고 수정 또는 보충하여야 할 점에 대한 의견을 요청하여 요인 구성과 문항 선정에 대해 합의를 보았다.

　2단계로 자문평가단에서 선정된 문항과 보충할 내용에 대한 의견을 참고하여 포커스 그룹 인터뷰에서 나온 문항을 더 추가하여 도구를 수정·보완하였다. 구성요인으로 제시한 특성들의 개념 중 문항의 내용이 유사하거나 요인이 뚜렷하지 않은 문항은 개념 간의 통합과정을 거쳤고, 문항의 내용이 개별 문항으로 구별이 필요한 문항은 분리하는 과정을 거쳐 총 142문항을 산출하였다.

3. 도구 구성 단계

1) 예비도구의 내용 타당도 검증

산출된 문항으로 구성된 예비도구에 대한 내용 타당도 검증을 위해 여성건강 간호학 전공 교수 4명, 간호학 박사 2명, 간호학 석사과정 이상이며 부인과 병동에서 3년 이상 근무한 간호사 2명, 임상경력 5년 이상의 산부인과 전문의 2명을 포함한 총 10명으로 전문가 집단을 구성하였다. 이는 Lynn(1986)이 내용 타당도를 위한 전문가 집단의 수는 3명 이상 10명 이하가 바람직하다고 제시한 것에 근거하였다. 각 문항에 대한 전문가 집단 평점 결과, 3점 이상의 점수에 80% 이상 합의한 문항을 선정하였다. 문항 수정이나 보충에 대한 전문가 의견 차이는 폐경기를 경험한 여성, 박사학위 이상의 학위 소유자, 현재 부인과 병동 근무 여부 순으로 고려하여 조절하였다. 탈락된 문항에 대한 검토를 위해 간호대학 교수 3인의 자문을 받아 C 제5장 Ⅰ 0.6 – 0.8에 해당하는 항목 중 포커스 그룹 인터뷰에서 의견의 빈도가 높았던 항목은 수정하여 최종 문항으로 채택하여 총 98문항의 예비도구를 구성하였다.

도구 항목의 척도 등급과 내용을 구성하고 항목의 표현, 문장의 이해도, 소요시간을 확인하기 위해 만 45 – 60세의 31명의 중년여성을 대상으로 예비조사를 실시하여 설문지 내용을 분석하였다. 이해하기 힘든 문장과 대상자의 반응을 다시 확인한 후 척도의 수정 및 문항의 재수정과정을 거쳤다. 설문지 응답시간은 평균 30 – 35분 정도가 소요되었다.

4. 타당도 및 신뢰도 검증 단계

개발된 도구의 결정 및 수량화를 위한 예비도구의 타당도 및 신뢰도 검증 단계로 수집된 자료를 가지고 문항분석, 타당도와 신뢰도를 검증한다.

1) 연구대상자

본 연구에서 도구의 신뢰도, 타당도 검정을 통한 문항의 결정과정에서 조사된 대상자는 대도시 지역에 살고 현재 호르몬 치료를 받고 있지 않는 만 45세에서 만 60세까지의 중년 여성으로 연구 참여에 동의한 500명을 편의 추출하였다.

2) 연구도구

설문지는 대상자의 일반적 사항과 폐경관련 특성을 묻는 19문항과 예비도구 95문항 총 114문항으로 구성하였다.

3) 자료수집

자료수집 기간은 2006년 3월 25일부터 2006년 5월 10일까지였으며 자료수집방법은 설문지 내용과 작성방법, 자료수집에 대해 교육받은 조사원과 본 연구자가 연구의 목적과 취지를 설명하고 동의를 구한 후 작성요령을 설명한 다음 자가 평가하도록 하였다. 총 500부의 설문지 중 290부가 회수되었다. 이 중 완결시키지 못했거나 전체를 3점으로 응답한 사례, 사별로 성생활 및 배우자와의 관계에 대한 응답을 하지 않은 사례를 제외한 220명을 대상으로 분석하였다. 본 연구에서의 표본 크기는 Comerey(1973), Cliff(1987), 양병화(2002)에 의거하여 요인분석을 위한 적당한 수준 이상이었다.

4) 자료분석

수집된 자료는 SPSS PC 12.0을 이용하여 분석되었다. 개발된 도구의 신뢰도와 타당도 검증을 위한 자료 분석에 사용되는 통계적 방법은 다음과 같다.

1. 대상자의 일반적 특성은 서술통계를 이용하여 산출하였다.
2. 문항선별을 위한 문항분석에는 Cronbach's alpha를 이용하여 문항 간의 상관계수를 측정하였다.
3. 측정도구의 구성 타당도 검정을 위해 요인분석을 하였고, 준거 타당도 검증을 위해 Pearson 상관계수를 산출하였다.
4. 측정도구의 신뢰도 검정은 Cronbach's alpha와 Spearman – Brown 반분 상관계수를 산출하였다.

5) 문항분석

개발된 측정도구의 문항선별을 위하여 문항 간의 상관계수를 측정하여 문항분석을 실시하였다. 이는 척도 영역 내에서 전체 도구에 대한 기여도가 낮은 문항을 제거하기 위해서다.

6) 구성 타당도 검증

이론적 구성의 타당성을 확인하여 측정 개념과 이론적 개념이 연결을 확인하고 문항의 축소를 위해 요인분석을 통해 구성 타당도를 검증하였다.

7) 준거 타당도 검증

삶의 만족도를 Numerical rating Score(NRS)로 측정한 점수와 폐경기 적응 점수상의 상관관계를 산출하여 검정하였다. Numerical rating Score(NRS)은 제5장 isual Analogue Scale(제5장 AS)과 함께 동통 등 주관적인 속성이 강한 개념들을 측정하는 데 사용된 것으로 구체적인 형태인 숫자로 등급이 붙어지는 형태이다.

본 연구에서는 폐경기 적응이 삶의 만족도 변인과 관계가 있을 것이라는 가정하에 상관관계를 살펴보았다. 현재 삶의 만족도를 100점 만점으로 측정한 점수로 표시하도록 하였다.

8) 신뢰도 검증

개발된 도구의 신뢰도 측정을 위해 도구의 전체 내적 일관성과 각 양상에 따른 내적 일관성을 확인하고, 반분법을 통한 도구의 신뢰도를 확인하였다.

도구의 신뢰도 타당도 검증의 결과를 가지고 최종 도구를 완성하였다. 도구 개발과정을 정리하면 <그림 1>과 같다.

1단계: 구성요인 규명 및 예비도구 구성

① 구성요인확인(domain identification)
 : 기존 문헌, 도구의 고찰과 focus group interview 자료를 통해 폐경기 건강적응의
   구성요인을 추출

② 문항산출(item generation)
 : 기존 도구와 문헌, focus group interview 자료를 근거로 각 구성요인에 해당하는
   도구의 항목을 구성

③ 도구 구성(instrument formation)
 : 구성요인과 문항에 대한 전문가 내용 타당도 조사
   도구의 척도등급과 질문지를 고안

⬇

2단계: 결정 및 수량화 단계 (신뢰도 타당도 검증 단계)

① 자료수집

② 문항분석
 : 문항분석을 통한 문항선별

③ 타당도 검증
 : 구성 타당도, 준거 타당도 검증

④ 신뢰도 검증
 : 내적 일관성 검증

<그림 1> 도구개발 진행 절차

제4장 연구결과

제1절 도구의 구성요인

문헌 및 기존 도구의 고찰과 포커스 그룹 인터뷰 결과 폐경기 적응을 구성하는 개념은 다음과 같다.

문헌 고찰을 통해 밝혀진 폐경에 대한 자극과 반응을 나타내는 개념은 안면홍조, 야간발한, 불면증, 심계항진 등 총 85개였고, 기존의 도구에서 규명된 개념은 열감, 질건조, 두통, 심계항진 등을 포함해서 총 46개였으며, 포커스 그룹에서 나타난 폐경관련 개념은 얼굴이 달아오름, 덥다, 등에 땀이 난다, 생리통이 심해짐, 질분비물이 적어짐, 성욕이 감퇴한 것 같다, 깜짝깜짝 놀란다, 가슴이 답답하다 등 총 122개가 나타났다. 이상 문헌과 기존도구의 고찰과 포커스 그룹에서 나타난 폐경관련 개념은 총 253개로 대부분 중복되어 있음이 확인되었다.

기존 도구고찰에서 확인된 개념은 문헌에서 모두 확인할 수 있는 신체적 증상에 대한 개념들이 대부분이었고 정신적 영역은 우울과 관련된 소수의 개념과 사회적 영역에서는 성기능관련 개념뿐이었다. 문헌에서는 나타나는 개념으로 기존 도구에서 나타나지 않은 개념은 월경변화, 복부지방 침착, 체력변화, 탈수와 부종, 몸에 대한 관심 증가, 젊음에 대한 부러움, 숨김, 준비되지 않음, 시간이 지남에 따라 적응, 해방감, 다음세대에 대한 책임, 삶의 즐김, 새로운 시작, 안정감, 노화, 가사에서 벗어남, 역할확대, 주도권 강해짐, 경제권, 자녀와의 관계 변화, 의사결정의 자유, 대담성, 역할갈등, 자신만의 시간 찾음 등 주로 한국여성을 대상으로 한 질적 연구에서 나타난 개념들이었다.

　포커스 그룹 인터뷰 자료에서 나온 개념 중 문헌이나 기존 도구에서 나타나지 않은 개념은 잔뇨감, 손발이 차다. 인정받지 못한 나의 희생, 다른 사람을 참지 못함, 다른 사람과의 대화가 어려움, 인간관계에서 손해, 가족 중심, 남편의 인정, 신혼으로 돌아감, 가족의 의지, 남편이 괘심함, 남편에게 짜증냄, 못 받아들임, 목적지가 없는 느낌, 무소유, 아직 나는 젊은데, 마음의 여유, 극복하려고 노력함, 사소한 일에 스트레스 받음, 기막힘, 참는다, 약에 의존하기 싫다, 책을 못 본다. 마음대로 해 버리고 싶음, 진보적인 생각 등이었다. 문헌과 도구에서 나타나지 않은 것으로 포커스 그룹 인터뷰에서만 나타난 개념은 주로 자아개념, 역할기능, 상호의존 영역에 속하는 개념들로 이것은 한국 중년 여성의 문화적 시대적 특성을 나타내는 매우 중요한 개념으로 사료된다<부록 1>.

　이와 같이 찾아낸 각 개념을 Roy의 적응모형을 근거로 구성요인에 따라 분류하면 다음과 같다<표 2>.

<표 2> 폐경기 적응 구성요인

적응 양상	하부영역
신체적 양상	산소화(1개념) 수분 전해질 균형(2개념) 영양(4개념) 배설(3개념) 휴식과 활동(4개념) 신경기능(3개념) 통합성(3개념) 감각(3개념) 내분비계(3개념)
자아개념 양상	신체감각(3개념) 신체상(3개념) 자아일관성(7개념) 자아이상(8개념) 도덕적, 윤리적/영적 자아(3개념)
역할기능 양상	1차 역할(3개념) 2차 역할(8개념) 3차 역할(9개념)
상호의존 양상	감정 적절성(4개념) 발달 적절성(3개념) 자원 적절성(2개념)

제2절 문항 작성

　Roy의 적응 양상과 하부영역에 따라 분류된 문헌, 기존도구, 포커스 그룹 인터뷰에서 나타난 개념에 따라 도구의 초기 문항을 작성하였다.

　문항의 작성은 각 하부영역 당 4-6개를 작성하여 신체적 양상 9요인에 23문항, 자아개념 양상 5요인에 24문항, 역할기능 양상 3

요인에 20, 상호작용 양상 3요인에 10문항으로 총 77문항이 작성되었다. 77개 문항은 간호학과 교수 5인으로 구성된 자문평가단의 심의를 받았다. 그 결과 의미가 중복되거나 불확실한 문항은 삭제하고 수정하였는데, 문항 수정에 있어 표현은 되도록 포커스 그룹 인터뷰에서 실제 여성이 표현한 말을 그대로 사용하여 표현의 생동감을 더 하도록 하였다. 또한 포커스 그룹 인터뷰자료에서는 나타났으나 도구와 기존 자료에서는 나타나지 않아 고려하지 않았던 48개 개념을 넣어 도구의 문항을 추가 작성하였다. 자문 평가단의 의견에 따라 2005년 11월부터 2006년 1월까지 수차례에 걸쳐 검토과정을 거쳐 도구의 언어 표현과 배열, 형식에 대한 확인과정을 거쳤다.

1차적으로 작성된 문항은 네 가지 양상, 즉 신체적 양상 55문항, 자아개념 양상 43문항, 역할기능 양상 23, 상호작용 양상 34 문항과 각 영역별로 구성된 19요인으로 총 146문항이 작성되었다(표 3). 이는 전문가 타당도와 문항분석, 도구의 신뢰도 타당도에 대한 검토 과정과 문항분석 등의 보완과정을 거치며 삭제될 문항을 고려하여 '초기 문항은 최종문항의 2 – 3배 정도가 되어야 한다(이은혜, 2000)'에 적합하였다.

<표 3-1> 신체적 양상 구성요인 및 항목

양상	구분	문항
신체적 양상	내분비계	1. 얼굴이 붉게 달아오르고 땀이 난다.
		2. 유방이 아팠다가 줄어든다.
		3. 월경이 불규칙하게 있다 없다 한다.
		4. 주위온도와 상관없이 덥다고 느낀다.
		5. 성관계 시 질분비물이 적어져서 불편하다.
		6. 몸에 갑자기 열이 나고 식은땀이 난다.
	산소화	7. 가슴이 답답하고 어지럽거나 현기증이 난다.
		8. 맥박이 빨라지고 심장이 빨리 뛴다.
		9. 어지럽고 현기증이 난다.
		10. 두통 혹은 편두통이 있다.
		11.소화가 잘 안 되고 식사량이 줄었다.
	영양	12. 몸무게가 늘고 복부비만이 왔다.
		13. 한꺼번에 많이 먹고 다음 끼니는 굶는다.
		14. 음식을 먹으면 가슴이 아프거나 속이 불편하다.
		15. 변비나 설사를 한다.
	배설	16. 요실금이 있다.
		17. 소변이 자주 마렵거나 보고 나도 시원하지 않다.
	활동과 휴식	18. 허리나 무릎, 어깨 관절이 쑤시고 아프다.
		19. 쉽게 피로하고 기운이 없다.
		20. 자고 나도 몸이 개운하지 않다.
		21. 잠이 잘 안 온다.
		22. 여러 가지 일을 한꺼번에 하기 어렵다.
		23. 피부가 건조하고 가려움증이 있다.
		24. 비뇨기계 감염이 있다.
	피부	25. 눈이 건조하고 피로하다.
	통합성	26. 질이 건조하다.
		27. 염증과 피부의 멍이 오래간다.
		28. 피부에 점이 많아졌다.
		29. 머리카락이 거칠어지고 많이 빠진다
		30. 피부가 얇아지고 탄력성이 줄었다.
		31. 글씨가 잘 보이지 않는다.

양 상	구 분	문 항
신체적양상	감각	32. 음식을 예전보다 짜게 먹는다.
		33. 깜짝깜짝 놀란다.
		34. 입맛이 없다.
		35. 손발이 차고 저리다.
		36. 얼굴에 경련이 일어난다.
		37. 동통이나 감각 변화에 둔감해졌다.
		38. 불안정한 기분이 들거나 행동을 한다(안절부절못함).
	신경기능	39. 전달사항을 잘못 이해한다.
		40. 집중력에 문제가 있다.
		41. 기억력이 감퇴되어 잘 잊어버린다.
		42. 구역질이 난다.
	체액	43. 땀이 많이 나거나 전혀 나지 않는다.
	전해질	44. 새벽에 목이 마르다.
	균형	45. 몸이나 얼굴이 붓는다.
		46. 타액(침)량이 줄고 입이 마른다.

<표 3-2> 자아개념 양상 구성요인 및 항목

양 상	구 분	문 항
자아개념양상	신체감각 (bodysensation)	47. 어딘지 모르게 불편하고 아픈 것 같다.
		48. 성적욕구가 감퇴한 것 같고 성관계가 하기 귀찮다.
		49. 혈액순환이 안 되고 피가 부족한 느낌이 든다.
		50. 쉽게 피로하고 기운이 없다.
		51. 성생활이 불만족스럽다.
		52. 남편과의 열정은 사라지고 정으로 산다.
		53. 얼굴이 미워진다.
	신체상 (bodyimage)	54. 나이가 들어감을 느낀다.
		55. 폐경 후에 올 변화가 두렵다.
		56. 몸이 작아지는 느낌이다.
		57. 건강에 대해 더 이상 자신이 없다.
		58. 몸무게가 늘고 복부비만이 온다.
		59. 생리하는 것이 부담스러우면서도 폐경 후 올 변화가 두렵다.
		60. 갑작스런 신체변화에 당황스럽다.
		61. 10년만 젊게 변했으면 좋겠다.
		62. 아래로 꺼져 내려 땅바닥에 붙어 버릴 것 같다.

양 상	구 분	문 항
자 아 개 념 양 상	자아일관성 (self – consisten cy)	63. 과거의 나의 희생에 대해 인정받지 못한다.
		64. 기대에 미치지 못하는 자식 때문에 실망한다.
		65. 가족과 친구가 많이 있어도 할 얻이 줄어들면서 외롭다.
		66. 이유 없이 기분이 가라앉고 우울해진다.
		67. 벼랑 끝에 선 느낌이다.
		68. 이유 없이 눈물이 난다.
		69. 가을이 되면 슬퍼진다.
		70. 막연한 불안감이 생긴다.
		71. 죽고 싶다는 생각이 든다.
		72. 다른 사람들이 나의 부정적이 면만을 보는 것 같다.
	자아이상 (self – ideal)	73. 사람들 앞에서 당당하지 못하고 자신감이 없다.
		74. 남편과 자식의 잘못도 다 내 흉이다.
		75. 다른 사람을 믿을 수가 없다.
		76. 나의 미래에 대해 생각해 본 적이 없다.
		77. 자신에게 화가 난다.
		78. 심란한 마음이다.
		79. 나만 갱년기가 온 것 같다.
		80. 마음이 답답하고 아무것도 이룬 것이 없다.
	영적 윤리적 도덕적 자아	81. 인생을 헛되이 산 것 같다
		82. 공허한 마음이 든다.
		83. 생활의 긴장이 풀어진 느낌이다.
		84. 목적지가 없는 느낌이다.
		85. 신조차도 나의 일상생활에 대해 관심이 없다.
		86. 아무도 나를 사랑하고 돌봐 줄 것 같지 않다.
		87. 나는 삶은 힘들고 부정적인 경험이라고 믿는다.
		88. 나는 인생에 대해 행복하고 감사함을 느낀다.
		89. 나의 삶은 많은 의미를 가지고 있다.

<표 3 - 3> 역할기능 양상 구성요인 및 항목

양 상	구 분	문 항
역할기능양상	1차역할 (4, 50대의 중년여성)	90. 동료나 주위사람에게서 상대적인 열등감을 느낀다. 91. 생산적인 일을 하고 싶은데 받아 주는 곳이 없다. 92. 힘든 일, 하기 싫은 일은 피하고 하지 않는다. 93. 활동량이 줄고 한꺼번에 여러 일은 해내지 못한다. 94. 자녀양육이 끝나니 부모님을 돌봐야 한다. 95. 더 이상 여자가 아닌 것 같다.
	2차역할 (어머니, 아내 주부, 직업)	96. 자녀와의 의견 차이를 더 이상 감당할 수 없다. 97. 나의 일(업무, 역할)을 다른 사람이 뺏어간다. 98. 자녀와의 갈등으로 어머니 역할에 자신이 없다. 99. 일이나 업무체계가 바뀌면 일을 잘 못해낸다. 100. 주어진 일에 자신이 없다. 101. 사소한 일에 스트레스를 받는다. 102. 자식과 남편이 나에게 의존하는 비율이 높아졌다. 103. 예전 같으면 남편이 할 일을 이젠 내가 한다. 104. 업무의 범위가 커지고 책임을 져야 할 역할이 늘었다. 105. 회사나 가정에서 내가 결정을 주도해야 한다. 106. 아랫사람과 윗사람을 동시에 챙겨야 한다.
	3차역할 (모임, 취미) 일시적	107. 적극적으로 봉사활동을 다닌다. 108. 바쁘게 살려고 노력한다. 109. 동시에 여러 가지 역할을 해내야 한다. 110. 가정과 직장 이외에 다른 모임활동은 하고 싶지 않다. 111. 나는 쓸모가 없고 세상 어디에서도 나를 필요로 하지 않는다. 112. 어떤 모임도 나를 받아 주지 않을 것이다.

<表 3-4> 상호의존 양상 구성요인 및 항목

양 상	구 분	문 항
상 호 의 존 양 상	감정 적절성	113. 나에게 의미 있는 타인이 없다. 114. 나는 든든한 지지체계가 없다. 115. 남편의 부재 시 고독하다. 116. 남편이 괘씸하다. 117. 과거의 나의 노고를 알아주지 않는 가족에게 섭섭하다. 118. 다른 사람과 대화가 어렵다. 119. 남편이 하루에도 여러 차례 나를 찾고 전화를 한다. 120. 남편과 마음을 공유하게 되었다. 121. 남편과 자녀를 사랑하고 종종 ㅇ야기를 나눈다. 122. 남편이나 자녀들로부터 사랑을 받고 있다고 생각한다. 123. 남편에 대한 측은지심이 든다. 124. 남편이나 자녀를 안아 준다. 125. 자녀 앞에서 더 아픈 척하게 된다. 126. 인간관계에서 손해 보는 느낌이다. 127. 주위를 스스로 차단한다. 128. 이혼하고 싶다. 129. 남편에게 나 없이 한번 살아 보라고 하고 싶다. 130. 가족, 직장, 모임 등에서 가치 있고 사랑받는 존재다.
	발달 적절성	131. 가족, 직장, 모임 등에서 가치 있고 사랑받는 존재다. 132. 남편이나 자녀는 나의 갱년기 변화를 이해하지 못한다. 133. 대화를 통해 해결하고 문자도 보낸다. 134. 가정 내에서 안정감을 느낀다. 135. 남편으로부터 필요한 존재로 인정받는다. 136. 자녀들이 다 떠나고 남편과 다시 신혼으로 돌아온 것 같다. 137. 가족 중 누군가가 나에게 의존하는 활동이 있다. 138. 컴퓨터나 휴대전화 등의 새로운 기능을 모를 때가 있다. 139. 시간과 경제적으로 여유로운 생활을 한다. 140. 지출에 대한 결정권이 있다.
	자원 적절성	141. 나의 변화를 남편이 느끼고 치료받을 것을 권한다. 142. 갱년기 불편감에 대해 남편과 상으한다. 143. 갱년기 증상으로 병원을 찾는다. 144. 혼자 남겨진 것 같다. 145. 만날 친구가 없다. 146. 자녀가 함께 혹은 가까운 거리에 산다.

제3절 도구 구성

1. 예비도구의 내용 타당도 검증

첫 단계로 작성된 146문항 중 간호학과 교수들로 구성된 자문평가단의 합의 과정을 통해, 같은 개념의 문항 4문항을 삭제하고 내용 타당도 검증을 위해 142문항의 예비도구를 구성하였다<부록 2>. 예비도구의 요인과 문항에 대해 전문가 집단 10인에 의한 내용 타당도 검증 결과 초기 구성된 142문항에서 C 제6장 Ⅰ가 0.8 이하인 문항은 타당하지 않다고 판단하여 삭제하였고, 0.6-0.8 사이의 문항은 전문가 의견을 수렴하여 수정하는 과정을 거쳐 총 98문항을 선정하였다<부록 3>. 이 과정에서 문항내용이 유사하여 구별이 불필요하다는 의견이 제시된 내용들은 개념 간의 통합과정을 거쳤는데, 자아개념의 신체감각과 신체상을 신체감각으로 통합하고 성생활관련 항목 중 배우자와의 관계에 해당되는 문항은 상호작용 개념에 재배열하였고, 자아정체감성은 자기 일관성으로, 자존감은 자기 이상으로 수정하였으며 영적, 윤리적, 도덕적 자아는 영적 자아로 통합하고 의미가 중복되는 문항 수를 줄였다. 신체적 양상에서 홍조와 발한을 한 문장으로 구성하였던 것, 배설 기능에 대한 문항, 소화 및 영양, 피부상태, 체액 균형에 대한 문항은 항목이 이중 의미를 가지고 있어 내용을 구분하였다<부록 4>.

두 번째 단계로 항목의 표현, 문항의 이해도, 소요시간을 확인하여 도구 항목의 척도 등급과 내용을 구성하였다. 즉 만 45세에서

60세 사이의 중년 여성을 31명을 대상으로 작성된 98문항에 대해 예비 조사를 실시하였다. 어려운 문장이 이해가 쉽게 수정하고 연구자가 생각하는 문장의 의미와 같은지 확인하여 수정하였다.

그 결과 소요시간은 30－35분이었으며, 도구의 언어 표현과 형식에 대해 확인한 결과 이해도와 표현 양식에 문제는 없었으나 '감염'의 의미가 다르게 해석되어 '염증'으로 수정하였고 중복되는 의미의 3문항은 재구성하였다. 예비도구 구성 시 척도의 선정은 질문 내용에 중립 상태를 보이는 경우를 배제하기 위해 짝수 척도인 4점 척도로 구성하였으나, 연구대상자가 작성하기에는 '항상', '자주', '가끔'을 구분할 수 있는 5점 척도가 용이하였다. 수정된 문항에 대한 전문가 집단의 재검증을 통해 의미가 혼돈스럽거나, 이해가 어렵거나 불분명한 문장이나 단어를 수정하였다. 상황에 따라 바뀔 수 있는 문항을 삭제 혹은 수정하였으며, 배우자와의 관계를 묻는 질문은 문항의 의미에 따라 가족으로 수정하였다. 따라서 전문가 내용 타당도 검증과 사전 조사를 통해 확정된 도구의 문항은 총 95문항이었으며 변별력상 가장 적합하다는 5점 척도로 구성하였다.

도구의 신뢰도를 저하하지 않는 범위 내에서 중년여성의 시력 감퇴를 고려하여 A4용지에 20－25문항씩 글씨크기와 줄 간격을 여유 있게 조절하였으며, 적응 양상에 대한 자들들로 구성된 대상자의 일반적인 배경에 대한 19문항을 설문지에 포함시켰다. 인구학적 변수들을 먼저 질문할 경우 협조를 얻기 힘들므로(채서일, 2001) 질문지 마지막에 배치하였다<부록 5>.

제4절 타당도 및 신뢰도 검증

1. 대상자의 일반적 특성

예비 도구의 신뢰도와 타당도 검증을 위한 220명의 조사 대상자의 일반적인 특징은 다음과 같다<부록 6>.

폐경기 적응의 초점 자극으로 폐경은 연구대상자의 월경상태로 확인하였다. 그 결과 월경상태는 폐경 전기가 78명(35.5%), 폐경 중인 대상자가 39명 (17.7%), 폐경된 지 1년 미만이 대상자가 22명 (10.0%), 폐경된 지 1년 이상 경과한 대상자가 81명(36.8%)이었다.

연관자극은 연령, 교육 정도, 직업, 경제 상태, 결혼상태, 자녀수, 스트레스 정도, 건강 상태, BMI, 가족 관련 생활사건을 조사하였다. 그 결과 연구대상자의 평균 연령은 51.1±4.3이었다. 교육 정도는 154명(70%)이 고등학교 졸업 이상으로 연구대상 집단은 비교적 교육 정도가 높았다. 직업은 전업 주부가 114명(51.8%)이었으며, 가정의 총수입은 '적당하다' 이상이 74.3%로 연구대상자의 경제 상태는 안정적이었으며, 결혼 상태 또한 배우자와 동거하고 있는 대상자가 195명(88.6%)이었다. 가족관련 생활 사건은 현재 자녀가 입시준비를 하고 있는 대상는 46명(20.9%)이었고, 결혼 준비 중인 자녀를 둔 대상자는 109명(49.5%), 구직 중인 자녀를 둔 대상자는 49명(22.3%)이었다. 손자나 외손자를 돌보고 있는 대상자는 6명(2.7%)이었고 부모와 동거 중인 대상자는 21명 (9.5%)이었다. 또한 아픈 가족을 돌보고 있는 경우가 18명(8.2%)이었으며, 부모를 경제적으로 보조하고 있는 경우는 51명(23.2%), 남편이 실직 상태에 있는 경우는 16명(7.3%)이었다. 인지된 건강상태는 보통 이상이 176명(80%)으로 좋은 편이었다.

잔여자극으로는 종교, 폐경느낌, 성생활, 성역할을 보았다. 대상자의 85.5%가 종교를 가지고 있어 종교적으로 안정된 집단이었다. 폐경에 대한 느낌은 '특별한 느낌이 없다'가 46.8%로 가장 많았고, '아프고 병이 들까 봐 두렵다'가 16.8%, '젊음과 아름다움을 상실하여 슬프다'가 15.5%로 비슷하였고 '인생의 한 과정으로 성숙하는 느낌이다'도 37.7%로 폐경에 대해 긍정적으로 생각하고 있었다. 성생활의 만족도는 127명(57.7%)이 그저 그렇다고 응답하였다. 이성(부부)과의 관계에서 지위는 '대등하다'로 응답한 대상자가 148명(67.3%)으로 나타났다.

2. 문항분석

개발된 측정도구의 신뢰도와 타당도 검증의 첫 번째 단계로 문항 간의 상관계수(corrected item to corre_ation coefficient)를 측정하여 문항분석을 실시하였다.

문항 간의 상관계수는 최저 .025부터 최고 .593까지의 분포를 보였다. 문항 간의 상관계수가 .30 미만의 경우 해당 문항은 척도 영역 내에서 기여도가 낮은 것으로 평가되기 때문에(이은옥 외, 1998) 20문항을 제외하고 문항과 전체 문항 간의 상관관계수가 .30 이상인 75문항만을 선정하였다<표 4>.

<표 4> 문항 간 상관계수

(N=220)

내 용	Corrected item – total correlation	alpha if item deleted
1. 얼굴이 붉게 달아오른다.	.328	.928
2. 유방의 크기와 감각에 변화가 있다.	.340	.928
3. 월경주기가 짧아졌다 길어졌다 한다.	.220	.929
4. 주위온도와 상관없이 덥다고 느낀다.	.410	.928
5. 성관계 시 질분비물이 적어져서 불편하다.	.381	.928
6. 몸에 갑자기 열이 나고 식은땀이 난다.	.522	.928
7. 가슴이 답답하고 어지럽거나 현기증이 난다.	.492	.928
8. 쉽게 숨이 차다.	.468	.928
9. 한꺼번에 많이 먹게 되고 식사횟수가 불규칙하다.	.287	.929
10. 변비가 있다.	.431	.928
11. 설사를 한다.*	.236	.929
12. 요실금이 있다.	.324	.928
13. 비뇨기계 염증 증상이 있다.	.359	.928
14. 소변이 자주 마렵거나 보고 나도 시원하지 않다.	.420	.928
15. 허리나 무릎, 어깨 관절이 쑤시고 아프다.	.337	.928
16. 쉽게 피로하고 기운이 없다.	.460	.928
17. 자고 나도 몸이 개운하지 않다.	.489	.928
18. 밤에 잠이 자주 깨어 일어난다.	.502	.928
19. 가려움증이 있다.	.435	.928
20. 눈이 건조하고 피로하다.	.462	.928
21. 피부에 점이 많아졌다.	.446	.928
22. 머리카락이 거칠어지고 많이 빠진다.	.399	.928
23. 피부가 얇아지고 탄력성이 줄었다.	.457	.928
24. 글씨가 잘 보이지 않는다.	.349	.928
25. 식성에 변화가 일어나 예전보다 짜게 먹는다.	.571	927
26. 손발이 차고 저리다.	.469	.928
27. 동통이나 감각 변화에 둔감해졌다.	.519	.928
28. 불안정한 기분이 들거나 행동을 한다(안절부절).	.573	927
29. 집중이 잘 안 된다.	.479	.928
30. 기억력이 감퇴되어 잘 잊어버린다.	.375	.928
31. 목이나 입 안이 마르다.	.499	.928
32. 몸이나 얼굴이 붓는다.	.402	.928
33. 어딘지 모르게 불편하고 아픈 것 같다.	.562	927

내 용	Corrected item – total correlation	alpha if item deleted
34. 성적욕구가 감퇴한 것 같고 성관계가 귀찮다	.315	929
35. 혈액순환이 안 되고 피가 부족한 느낌이 든다.	.408	.928
36. 성생활이 불만족스럽다.	.379	.928
37. 남편과의 열정은 사라지고 정으로 산다.	.398	.928
38. 얼굴이 미워진다.	.513	.928
39. 나이 먹는 것을 느낀다.	.436	.928
40. 폐경 후에 올 변화에 대해 민감해진다.	.526	927
41. 몸이 작아지는 느낌이다.	.485	.928
42. 건강에 대해 더 이상 자신이 없다.	.482	.928
43. 몸무게가 는다.	.385	.928
44. 복부비만이 온다.*	.195	.930
45. 갑작스런 신체변화에 당황스럽다.	.478	.928
46. 지금보다 10년만 젊었으면 좋겠다.	.321	.928
47. 기대에 미치지 못하는 자식 때문에 실망이다.	.393	.928
48. 이유 없이 기분이 가라앉고 우울해진다.	.551	.927
49. 과거의 나의 희생에 대해 인정받지 못한다.	.560	.927
50. 막연한 불안감이 생긴다.	.591	.927
51. 다른 사람들이 나의 부정적인 면만을 본다.	.577	.927
52. 사람들 앞에서 당당하지 못하고 자신감이 없다.	.558	.927
53. 나만 갱년기가 온 것 같다.	.506	.928
54. 마음이 답답하고 아무것도 이룬 것이 없다.	.505	.928
55. 인생을 헛되이 산 것 같다.	.531	.927
56. 목적지가 없는 느낌이다.	.581	.927
57. 내 인생은 힘들고 어려웠다고 생각한다.	.478	.928
58. 나의 인생에 대해 행복하고 감사함을 느낀다.*	.123	.929
59. 나는 대체로 의미 있는 삶을 살았다.*	.116	.929
60. 동료나 주위사람에게서 상대적인 열등감을 느낀다.	.545	.928
61. 생산적인 일을 하고 싶은데 받아 주는 곳이 없다.	.512	.928
62. 힘든 일, 하기 싫은 일은 피하고 하지 않는다.*	.259	.929
63. 자녀양육이 끝나니 부모님을 돌봐야 한다.*	.025	.930
64. 더 이상 여자가 아닌 것 같다.	.507	.928
65. 자녀와의 갈등으로 어머니 역할에 자신이 없다.	490	.928
66. 주어진 일에 자신이 없다.	539	.927
67. 사소한 일에 스트레스를 받는다.	.459	.928

내 용	Corrected item – total correlation	alpha if item deleted
68. 가족들이 나에게 의존하는 비율이 높아졌다.	.425	.931
69. 예전 같으면 배우자가 할 일을 이젠 내가 한다.	.300	.932
70. 일이 많아지고 책임이 더 무거워졌다.	.325	.932
71. 회사나 가정에서 내가 결정을 주도해야 한다.	.352	.931
72. 아랫사람과 윗사람을 동시에 챙겨야 한다.	.409	.931
73. 적극적으로 봉사활동을 다닌다.*	.081	.930
74. 바쁘게 살려고 노력한다.*	.054	.930
75. 내 문제를 의논할 만한 상대가 없다.*	.291	.929
76. 배우자(가족)가 괘심하고 원망스럽다.	.473	.928
77. 과거의 나의 노고를 알아주지 않는 가족에게 섭섭하다.	.508	.928
78. 가족에 대한 나의 사랑을 표현한다.*	.215	.929
79. 배우자나 자녀들로부터 사랑받는 느낌이 든다.*	.289	.929
80. 배우자에 대한 측은지심이 든다.*	.033	.930
81. 슬픔이나 기쁨이 있을 때 내 감정을 표현한다.*	.151	.929
82. 가족의 관심을 불러일으키는 행동을 한다.*	.057	.930
83. 인간관계에서 주위를 스스로 차단한다.*	.192	.929
84. 배우자(가족)에게 나 없이 한번 살아 보라고 하고 싶다.	.420	.928
85. 가족, 직장, 모임 등에서 가치 있고 사랑받는 존재다.	.475	.929
86. 가족들은 나의 변화를 이해하지 못한다.	.351	.928
87. 가정 내에서 안정감을 느낀다.	.272	.929
88. 배우자로부터 필요한 존재로 인정받는다.	.344	.928
89. 자녀들이 떠나고 신혼으로 돌아온 것 같다.*	.064	.930
90. 컴퓨터나 휴대전화의 기능을 몰라 답답할 때가 있다.*	.234	.929
91. 시간과 경제적으로 여유로운 생활을 한다.*	.149	.929
92. 부부생활의 변화를 배우자가 느끼고 배려해 준다.	.356	.929
93. 내가 하고 싶은 것을 마음대로 할 수 있다.	.318	.928
94. 마음을 털어놓을 친구가 없다.*	.223	.929
95. 필요할 때 나를 도와줄 사람이 가까이 있다.	.301	.929

* 삭제된 문항

3. 개발된 도구의 타당도 검증

본 연구에서는 도구의 축소 및 구성 타당도를 검증하기 위해 탐색적 요인분석을 하였고, 유사개념과 상관계수를 산출함으로써 준거 타당도를 확인하였다.

1) 구성 타당도 검증

요인 분석할 변인들의 절반 이상은 상관이 ±0.30을 초과해야 요인분석할 가치가 있다고 본다(양병화, 2002). 본 연구에서 개발된 도구의 문항 간 상관은 절반 이상이 ±0.30을 초과하였다.

요인 분석은 주성분 분석(PCA: Principle Component Analysis)과 직교회전 (Varimax Rotation)방식을 이용하였다.

자료를 분석한 결과 항목 간에 상관관계가 존재하며, Bartlett의 구상 검사치가 의미 있는 수준으로 나타났으며($p < .05$), 본 도구의 KMO 수치는 .832로 나타나 본 연구의 자료가 요인분석 모형에 적합하다는 것을 보여 주었다.

고유치가 1.0 이상 요인은 7개였으며, 총 누적변량은 63.69%이었다. 각 항목의 공유치는 최소 .575에서 최대 .835 사이에 분포하였고 각 항목들의 요인 적재량은 보수적인 유의수준인 .50 이상이었다<표 5>.

75개의 문항의 도구를 요인분석한 결과, 7가지 요인으로 분류되었다. 요인분석과정의 반복으로 요인이 1개 혹은 2개의 항목으로 묶이는 항목은 삭제하고, 요인 적재량이 .50 이하인 항목들이 삭제되어, 총 29개 문항으로 확정되었다.

<표 5> 측정 도구의 요인분석 결과

(N = 220)

문 항	요인1	요인2	요인3	공통성
66. 주어진 일에 자신이 없다.	.725			.638
65. 자녀와의 갈등으로 어머니 역할에 자신이 없다.	.723			.699
51. 다른 사람들이 나의 부정적인 면만 보는 것 같다.	.720			.721
52. 사람들 앞에서 당당하지 못하고 자신감이 없다.	.718			.558
60. 동료나 주위사람에게서 상대적인 열등감을 느낀다.	.639			.691
64. 더 이상 여자가 아닌 것 같다.	.618			.696
14. 쉽게 피로하고 기운이 없다.		.799		.751
17. 자고 나도 몸이 개운하지 않다.		.758		.571
33. 어딘지 모르게 불편하고 아픈 것 같다.		.740		.562
26. 손발이 차고 저리다.		.708		.671
15. 허리나 무릎, 어깨 관절이 쑤시고 아프다.		.679		.637
69. 예전 같으면 배우자가 할 일을 이젠 내가 한다.			.787	.647
70. 일이 많아지고 책임이 무거워졌다.			.754	.685
72. 아랫사람과 윗사람을 동시에 챙겨야 한다.			.702	.746
71. 회사나 가정에서 내가 결정을 주도해야 한다.			.670	.663
70. 가족이 나에게 의존하는 비율이 높아졌다.			.642	.573
고윳값	3.714	3.102	2.841	
설명변량	12.805	10.696	9.795	
누적변량	12.805	23.501	33.296	
55. 인생을 헛되이 산 것 같다.	.780			.610
54. 마음이 답답하고 아무것도 이룬 것이 없다.	.749			.628
56. 목적지가 없는 느낌이다.	.672			.637
77. 과거의 나의 노고를 알아주지 않는 가족에게 섭섭하다.	.575			.572
4. 주위온도와 상관없이 덥다고 느낀다.	.789			.733
6. 몸에 갑자기 열이 나고 식은땀이 난다.	.786			.683
1. 얼굴이 붉게 달아오른다.	.757			.523
22. 머리카락이 거칠어지고 많이 빠진다.		.835		.578
23. 피부가 얇아지고 탄력성이 줄었다.		.720		.501

문 항	요인4	요인5	요인6	요인7	공통성
29. 집중이 잘 안 된다.			.586		.552
92. 부부생활의 변화를 배우자가 느끼고 배려해 준다.				.778	.661
88. 배우자(가족)로부터 필요한 존재로 인정 받는다.				.749	.637
85. 가족, 직장, 모임 등에서 가치 있고 사랑받는 존재다.				.691	.649
고웃값	2.629	2.184	2.008	1.993	
설명변량	9.066	7.531	6.924	6.874	
누적변량	42.362	49.893	56.817	63.691	

요인분석 결과 총 7개의 요인이 도출되었으며 7개의 요인의 설명변량과 분산이 비슷하게 나왔다.

신체적 양상은 요인 2, 요인 5, 요인 6으로 분석되었고, 자아개념 양상의 문항은 요인 4로 분석되었고, 역할기능 양상은 요인 1과 요인 3로 분석되었고, 상호작용 양상은 요인 7로 나타났다. 따라서 개발 도구의 영역을 기존의 네 가지 양상으로 본 연구 개념틀의 구성을 유지하였다.

이론적 구성 요소별 문항의 수를 살펴보면, 신체적 양상은 요인 2의 5문항과 요인 5의 3문항, 요인 6의 3문항으로 총 11문항으로 구성되었으며, 자아개념 양상은 요인 4의 4문항으로 구성되었으며, 역할기능 양상은 요인 1의 6문항, 요인 3의 5문항으로 총 11문항으로 구성되었으며 상호작용 양상은 7요인 3문항으로 구성되었다.

2) 준거 타당도 검증

개발된 폐경기 적응 측정도구의 준거 타당도를 보기 위해 대상

자의 삶의 만족도를 0 - 100점까지 Numerical Rating Score로 측정
하였다. 이들 점수 간의 상관관계를 Pearson 상관계수값으로 검증
하였다.

폐경기 적응상태 도구의 측정값과 삶의 만족도 값은 유의한 중간
정도의 순상관관계가 있는 것으로 나타났다<표 6>.

<표 6> 폐경기 적응상태와 삶의 만족도의 상관관계

	삶의 만족도
폐경기 적응상태	r=.678(p 〈 .000)

4. 개발된 도구의 신뢰도 검증

최종 개발된 29개 문항의 폐경기 적응 측정도구의 반분신뢰도를
확인하였다. 29개 문항을 홀수 문항 15문항과 짝수 문항 14문항으
로 나누어 2개 부분척도들 간의 상관계수를 산출하였다. 두 부분
척도의 상관관계는 각각 홀수 문항 .670, 짝수 문항 .696이었으며
Spearman - Brown 계수는 .877로 확인되었고, 문항 간 상관관계 계수
는 .780이었다<표 7>.

<표 7> 폐경기 적응 도구의 반분 신뢰도

(N=220)

문 항	상관계수	Spearman - Brown 계수	문항 간 상관관계
홀수문항(15문항)	.670	.877	.780
짝수문항(14문항)	.696		

본 연구에서 개발된 29문항의 폐경기 적응 측정도구의 신뢰도 검증을 위해 내적 일관성인 신뢰도 계수를 검증한 결과 Cronbach's α = .88이었다. 각 하부영역별 신뢰도를 살펴보면, 요인 1과 요인 3으로 구성한 역할기능 양상은 11개 문항으로 Cronbach's α = .83이었고 신체적 양상 11개 문항은 Cronbach's α = .83이었으며, 자아개념 양상 4문항은 Cronbach's α = .81, 상호작용 3문항의 Cronbach's α = .64였다<표 8>.

<표 8> 양상별 Cronbach's α 계수

영역	α 계수
역할기능 양상	.83
자아개념 양상	.81
신체적 양상	.83
상호의존 양상	.64
총 문항	.88

이상과 같이 개발된 도구의 신뢰도와 타당도를 검증하며 도구를 정제하는 과정을 거쳤으며 그 결과 29문항의 신체적 양상(11문항), 역할기능 양상(11문항), 자아개념 양상(4문항), 상호의존 양상(3문항)의 네 가지 양상으로 나뉘었다.

요인분석에 의해 추출된 일곱 요인을 각각 경명하는 작업에는 연구의 개념적 틀로 제시한 Roy의 적응모형의 하부개념들을 통합하는 과정을 필요로 하였다. 요인 명명 시에는 문항의 부하된 크기 순서대로 그 요인과 관련이 있다고 볼 수 있기 때문에 Waltz와 Bausell(1981)은 각 요인마다 가장 크게 부하된 문항을 참고할 것을 권하고 있다. 또한 Greene(1998)은 각 요인에 해당하는 문항의 공통된 용어를 찾는 것도 하나의 방법이라고 하였다.

신체적 양상을 구성하고 있는 요인 2는 '쉽게 피로하고 기운이 없다'가 가장 크게 부하된 문항으로 '기운 없음, 개운치 않음, 불편, 저리다, 쑤시다, 아프다'의 문항 내용을 포함하고 있다. 따라서 요인 2에 대해 '피로감'(5문항)으로 명명하였다. 다음으로 요인 5는 '주위온도와 상관없이 덥다고 느낀다'가 가장 크게 부하된 문항으로 '열, 달아오름, 식은땀, 덥다, 붉어진다'의 내용을 포함하고 있어 폐경기의 대표적인 증상이 혈관운동계의 변화내용을 전달하고 있다고 생각되어 '화끈거림'(3문항)으로 명명하였다. 요인 6에 부하도가 가장 높은 문항은 '머리카락이 거칠어지고 많이 빠진다'이며, 피부의 변화와 집중력의 결여를 내용으로 하고 있어 젊음을 잃고 고목이 되어가는 느낌의 내용을 담고 있어 '건조함'(3문항)으로 명명하였다.

자아개념 양상에 해당하는 요인 4는 '인생을 헛되이 산 것 같다'의 문항이 가장 부하도가 높았고, 답답함, 허무함, 헛됨, 섭섭함, 목적지가 없는 느낌의 내용을 담고 있어 중년기의 여성이 자아에 대해 이루어 놓은 성과를 한번 뒤돌아본다는 내용을 유추할 수 있어 '자아 성취감'(4문항)으로 명명하였다.

역할기능 양상을 구성하는 요인 1은 '주어진 일에 자신이 없다'는 문항의 부하가 가장 높고, 자녀와의 갈등, 자신감, 부정적인 시선, 열등감, 여성성 상실의 내용을 담고 있어 역할에 대한 자신감에 대한 의미를 담고 있어 '자신감'(6문항)으로 명명하였고, 3요인은 '예전 같으면 배우자가 할 일을 이젠 내가 한다' 문항이 가장 부하도가 높았는데 책임감, 역할 증가, 결정권, 의존 등의 내용을 포함하고 있어 '주도적'(5문항)으로 명명하였다.

상호의존 양상에 해당되는 마지막 요인 6은 '부부생활의 변화를 배우자가 느끼고 배려해 준다'의 문항이 가장 부하도가 높았는데 배려, 존중, 인정, 지지, 사랑을 통해 안정을 추한다는 내용을 포함하고 있어 '안정감'(3문항)으로 명명하였다.

이러한 개념의 통합과정과 요인을 새롭게 명명하는 과정을 거쳐 요인의 특성을 잘 드러날 수 있도록 하였으며 그에 따른 수정된 구성요인들은 <표 9>과 같다.

요인 분석 결과 개념적 틀로 제시하였던 개념안의 문항들이 분산되거나 다른 특성 영역과 관련을 보이지 않았고 초기에 제시한 네 가지 양상에 통합되어 본 연구에서 개발된 폐경기 적응 상태 측정도구의 구성 타당도가 지지된 것으로 판단된다.

<표 9> 최종 도구의 하부개념과 각 문항

양 상	요 소	문 항
신체적 양상	피로감 (요인2)	쉽게 피로하고 기운이 없다. 자고 나도 몸이 개운하지 않다. 어딘지 모르게 불편하고 아픈 것 같다. 손발이 차고 저리다. 허리나 무릎, 어깨 관절이 쑤시고 아프다.
	화끈거림 (요인5)	주위온도와 상관없이 덥다고 느낀다. 몸에 갑자기 열이 나고 식은땀이 난다. 얼굴이 붉게 달아오른다.
	건조감 (요인6)	머리카락이 거칠어지고 많이 빠진다. 피부가 얇아지고 탄력성이 줄었다. 집중이 잘 안 된다.
자아개념 양상	자아성취감 (요인4)	인생을 헛되이 산 것 같다 마음이 답답하고 아무것도 이룬 것이 없다. 목적지가 없는 느낌이다. 과거의 나의 노고를 알아주지 않는 가족에게 섭섭하다.

양 상	요 소	문 항
역할기능 양상	자신감 (요인1)	주어진 일에 자신이 없다. 자녀와의 갈등으로 어머니 역할에 자신이 없다. 다른 사람들이 나의 부정적인 면만 보는 것 같다. 사람들 앞에서 당당하지 못하고 자신감이 없다. 동료나 주위사람에게서 상대적인 열등감을 느낀다. 더 이상 여자가 아닌 것 같다.
	지배적 (요인3)	예전 같으면 배우자가 할 일을 이젠 내가 한다. 일이 많아지고 책임이 더 무거워졌다. 아랫사람과 윗사람을 동시에 챙겨야 한다. 회사나 가정에서 내가 결정을 주도해야 한다. 가족이 나에게 의존하는 비율이 높아졌다.
상호의존 양상	배려 (요인 7)	부부생활의 변화를 배우자가 느끼고 배려해 준다. 배우자(가족)로부터 필요한 존재로 인정받는다. 가족, 직장, 모임 등에서 가치 있고 사랑받는 존재다.

제5절 개발된 최종도구

이상과 같이 개발된 도구의 신뢰도와 타당도를 검증하며 도구를 다듬는 과정을 거쳤으며 그 결과 29문항의 신체적 양상, 자아개념 양상, 역할기능 양상, 상호의존 양상의 네 가지 특성으로 나누어지고 일곱 가지 요인으로 구성된다. 5점 Likert 척도의 자가 보고 형식 도구를 완성하였다<표 10>. 이 도구는 폐경기 여성을 대상으로 그 적응상태를 알기 위한 도구로 지난 6개월 동안의 적응상태에 대해 영역별 문항이 구성되어 있다. 최저 29점에서 최고 145점까지의 점수분포를 보이며 점수가 높을수록 적응이 높은 것으로 해석할 수 있다.

최종 결정된 폐경기 적응 측정도구는 문항번호 1 - 11은 신체적 양상, 문항번호12 – 15는 자아개념 양상, 문항번호 16 – 26은 역할 기능 양상, 문항번호 27 – 29는 상호의존 양상으로 구성하였으며, 문항번호 22 – 29는 역산하여 평가한다.

<표 10> 폐경기 적응상태 측정도구

난 지난 6개월 동안 나는	항상 그렇다	자주 그렇다	가끔 그렇다	거의 그렇지 않다	전혀 그렇지 않다
1. 쉽게 피로하고 기운이 없다.	①	②	③	④	⑤
2. 자고 나도 몸이 개운하지 않다.	①	②	③	④	⑤
3. 어딘지 모르게 불편하고 아픈 것 같다.	①	②	③	④	⑤
4. 손발이 차고 저리다.	①	②	③	④	⑤
5. 허리나 무릎, 어깨 관절이 쑤시고 아프다.	①	②	③	④	⑤
6. 주위온도와 상관없이 덥다고 느낀다.	①	②	③	④	⑤
7. 몸에 갑자기 열이 나고 식은땀이 난다.	①	②	③	④	⑤
8. 얼굴이 붉게 달아오른다.	①	②	③	④	⑤
9. 머리카락이 거칠어지고 많이 빠진다.	①	②	③	④	⑤
10. 피부가 얇아지고 탄력성이 줄었다.	①	②	③	④	⑤
11. 집중이 잘 안 된다.	①	②	③	④	⑤
12. 인생을 헛되이 산 것 같다.	①	②	③	④	⑤
13. 마음이 답답하고 아무것도 이룬 것이 없다.	①	②	③	④	⑤
14. 목적지가 없는 느낌이다.	①	②	③	④	⑤
15. 과거의 나의 노고를 알아주지 않는 가족에게 섭섭하다.	①	②	③	④	⑤
16. 주어진 일에 자신이 없다.	①	②	③	④	⑤
17. 자녀와의 갈등으로 어머니 역할에 자신이 없다.	①	②	③	④	⑤
18. 다른 사람들이 나의 부정적인 면만 보는 것 같다.	①	②	③	④	⑤
19. 사람들 앞에서 당당하지 못하고 자신감이 없다.	①	②	③	④	⑤
20. 동료나 주위사람에게서 상대적인 열등감을 느낀다.	①	②	③	④	⑤
21. 더 이상 여자가 아닌 것 같다.	①	②	③	④	⑤

난 지난 6개월 동안 나는	항상 그렇다	자주 그렇다	가끔 그렇다	거의 그렇지 않다	전혀 그렇지 않다
22. 예전 같으면 배우자가 할 일을 이젠 내가 한다.	1	2	3	4	5
23. 일이 많아지고 책임이 더 무거워졌다.	1	2	3	4	5
24. 아랫사람과 윗사람을 동시에 챙겨야 한다.	1	2	3	4	5
25. 회사나 가정에서 내가 결정을 주도해야 한다.	1	2	3	4	5
26. 가족이 나에게 의존하는 비율이 높아졌다.	1	2	3	4	5
27. 부부생활의 변화를 배우자가 느끼고 배려해 준다.	1	2	3	4	5
28. 배우자(가족)로부터 필요한 존재로 인정받는다.	1	2	3	4	5
29. 가족, 직장, 모임 등에게 가치 있고 사랑받는 존재다.	1	2	3	4	5

제5장 논 의

본 연구는 폐경기 여성의 적응상태를 측정하고 평가하기 위한 도구개발 연구로, 도구개발의 단계에 따라 1단계 도구의 구성요인 확인 및 예비도구 구성단계, 2단계 타당도 및 신뢰도 검증 단계를 거쳐 29문항의 최종도구를 개발한 과정에 대해 논의하고자 한다.

제1절 구성요인 확인 및 예비도구 구성

본 연구도구의 특성은 Roy의 적응모형을 이론적 틀로 사용한 것과 문헌, 기존도구, 포커스 그룹 인터뷰를 통해 광범위한 자료를 수집하여 문항을 구성하였다는 것이다. 도구의 구성요인은 Roy의 네 가지 적응 양상과 19가지의 요인에 따라 폐경기의 변화와 적응을 설명할 수 있다. 폐경기 여성에 관한 선행연구에서 폐경기의 변화는 질병이나 증상이라기보다 여성의 정상적인 생의 과정(normal life process)이며 Roy의 네 가지 적용양상으로 설명할 수 있다고 한다. 이경혜와 장춘자(1992)는 폐경 경험을 흐름이 있는 네 가지 율동적 양상, 즉 고통에서 편안으로, 속박에서 자유로, 현모양처에서 여성으로, 각박한 삶에서 풍성함으로 나타냄으로써 간호학적 측면의 폐경 경험을 설명하고 있다. 이는 Roy의 적응 모형에서 제시하고 있는 네 가지 양상에 부합하는데, '고통에서 편안으로'는 신체적 양상으로, '속박에서 자유로'는 자아개념 양상으로, '현모양처에서 여성으로'는 역할기능 양상으로, '각박한 삶에서 풍성함'은 상호의존 양상으로 그 속성이 나타난다. 폐경의 의미에 대해 김애경과 유은광(1997)의 연구에서는 폐경의 개념에 대해 '월경의 중지', '나이가 들면서 나타나는 생리적, 정상적, 자연적인 과정', '여성성의 상실', '젊음의 상실', '모든 기능의 저하'로 표현된다고 하였다. 이는 폐경을 하나의 적응과정으로 본 본 연구의 개념적 틀을 지지하며, 변화로서의 폐경에 대해 9개의 '신체기능의 변화', 3개의 '호르몬 변화', 4개의 '정서적 변화'로 분류하고 있어 본 연구의 네 가지 양상을 지지해 준다. 자아개념과 우울함이 폐경기 증상에 영향을 미친다(성미혜, 2002; 전정자, 권영은, 1994)는 것은 이것이 폐경기의 적응을 형성하는 요인임을 간접적으로 뒷받침해 준다고 볼 수 있다. Lyons & Griffin(2003)은 질환으로서의 폐경, 자연적인 과정으로서의 폐경, 혼돈으로서의 폐경, 변화로서의 폐경, 관리하는 폐경으로 분류하였는데 그 속성에서 폐경을 질병이냐 자연적인 과정이냐에 따라 폐경기의 신체적인 양상에 대한 시각이 다를 수 있다는 것을 설명하고 있으며, 혼돈으로서의 폐경은 자아개념의 양상을, 변화로서의 폐경은 역할의 변화 양상으로 설명하고 있다.

이와 같이 폐경을 질병에 따른 치료라기보다 정상과정에 따른 적응이라고 인식하는 것은 여성의 건강관리 능력을 길러 준다는 의미에서 간호학적이며 여성적이다. 따라서 여성에게 정보, 힘, 의지를 불어넣어 줌으로써(Henderson, 1996) 여성 스스로 건강관리를 할 수 있는 능력을 길러 준다(empowerment)는 여성건강간호학의 목적과도 부합한다(이경혜 외, 1998).

본 연구에서 Roy의 적응모형을 이론적 기틀로 적용함으로써 구성요인에 대한 타당도를 높였다. 또한 Roy는 인간이 내적 외적 자극에 대해 잘 적응할 때를 건강이라고 정의하였다(Roy & Andrew, 1999). 따라서 폐경기 여성의 건강상태를 본 도구로 측정했을 때 점수가 높을수록 폐경기에 잘 적응하여 건강하고, 낮을수록 잘 적응하지 못하여 건강하지 못하다는 평가를 내릴 수 있는 근거를 제공하였다.

지금까지 폐경여성을 대상으로 연구한 도구는 Blatt – Kupperman monopausal index(BKI)처럼 폐경기의 신체적 증상만으로 구성하거나 Kraines(1963), Greene(1998), Hilditch et al(1996)의 도구처럼 신체적 증상에 정신적인 영역을 추가한 도구가 있다. 그러나 대부분의 도구는 주로 폐경을 질환으로 인식하고 정신·신체적 증상을 주로 측정하는 것으로 구성되어 있다. 이에 비해 본 도구는 Roy의 모형에 근거하여 구성하였으므로 인간을 총체적인 측면이 모두 포함되었다.

문항작성에 있어서는 문헌이나 기존 도구의 문항뿐 아니라 포커스 그룹 인터뷰를 통해서 도출된 내용을 문항으로 작성하였으므로 현대 한국 중년여성이 경험하는 폐경기의 변화를 모두 반영하였다.

초기 작성된 문항은 Roy의 적응모형에 따라 신체적 양상 46문항, 자아개념 양상 43문항, 역할기능 양상 23문항, 상호작용 양상 34문항으로 총 146문항이 선정되었다. 146개의 문항들은 19개의 세부항목별로 최소 5개 이상의 문항을 포함하고 있으며 한 개의 항목이 두 가지 이상의 상반된 상태를 제시하는 일이 없도록 진술하였다. 문항이 다소 많은 것은 포커스 그룹 인터뷰 자료에서 현재 한국의 폐경기 여성들이 경험하는 폐경기의 적응상태에 대한 생생한 경험을 반영하자는 것이었으며 타당도 신뢰도 검증과정에서 어느 정도의 수정과 통합이 있을 것을 감안했기 때문이다. 따라서 초기항목으로 폐경기 변화와 적응을 충분히 반영할 수 있는 수의 문항을 작성하였다. 또한 1차 항목 작성 후 문항 하나하나에 대해 자문평가단의 합의를 거쳐 안면 타당도를 높였다. 이러한 과정을 통해 포커스 그룹 인터뷰 자료에서 나온 개념을 전적으로 반영하였으며 한국여성의 사회문화적인 배경을 더 중점적으로 반영하여 기존의 외국도구와는 차별화하였다.

김미영 외(1999), 김애경과 유은광(1997), 이미라(1994), 이경혜와 장춘자(1992)의 한국여성을 대상으로 한 질적 연구에서 나타난 폐경기 적응 관련 개념은 정신 사회적인 영역에서 긍정적인 개념이 많은 반면, Lyons & Griffin (2003), Gannon & Stevens(1998), Ballinger(1990)이 제시하고 있는 개념에서는 부정적인 개념으로 나타나 있었다. 긍정적인 개념으로 진술한 것은 폐경현상을 정상적인 과정으로 본 것이며 부정적인 개념으로 진술한 것은 폐경기의 변화를 질병이나 문제로 인식하기 때문이다. 이러한 차이는 포커스 그룹 인터뷰에서 드러났는데 역할의 확대와 주도성, 경제적 안정으로 인한 활동영역의 확대 등이며, 이는 동일한 현상이 문화적 차이로 인해 한국여성에게는 긍정적으로 받아들이고 있음을 알 수 있다. Fu etal(2003)은 이러한 동서양의 차이가 노인에 대한 지위가 다르기 때문으로 보았다. 즉 동양의 여성들은 나이가 들어갈수록 더 존경을 받는 반면, 서양의 여성들은 젊은 여성들에 비해 사회토부터 인정을 덜 받는 현상이다. 이는 도구의 구성에서 역할기능에 대한 문항이 부각되어 나타남으로써 도구와 폐경기의 역할변화의 개념을 반영하고 있을 뿐 아니라 한국의 문화적인 특성을 반영하고 있다고 말할 수 있다.

Wilgerodt(2003)는 도구개발에서 포커스 그룹 인터뷰를 사용하는 이유는 첫째 동양인의 개념을 측정하는 데 사용하는 도구가 원래 서양인을 대상으로 사용하도록 개발되었으며, 연구자들이 문헌에서 도출한 개념들이 실제로 그 개념인지 대상자로부터 재검사를 받지 않았다는 것이다. 이는 비록 기존의 도구가 동양인들을 대상으로 연구가 되었을 때 신뢰도는 있을지 몰라도 타당도는 지지받지 못한다. 둘째 이유는 기존의 도구들이 개인 인터뷰 자료를 사용함으로써 다수의 공통된 의견이나 합의에 의해 도출될 수 있는 개념을 간과할 수 있다는 것이다. 따라서 본 연구는 이러한 기존 도구개발 방식의 문제점을 보완하였으며, 그 결과 기존의 도구에서 나타나지 않은 폐경기 여성의 감성적 변화, 관계 양상의 변화, 자존감의 변화, 역할 변화와 갈등의 심리적인 변화의 영역에 대해 개념들이 추출될 수 있었으며, 기존의 문헌과 도구에 나타나는 개념의 생생한 언어적 표현을 문항에 반영할 수 있었다. 따라서 문항에서 찾은 개념(85개)보다 포커스 그룹 인터뷰에서 찾은 개념(122개)이 더 많은 것은 문헌에서 나타나지 않은 한국여성들만이 경험하는 개념으로 매우 귀중한 자료라고 사료된다.

본 연구에서는 문항작성 시 내용 타당도를 자문평가단의 평가를 의뢰해 문항구성에 대한 검토 및 합의과정을 거쳤다. 내용 타당도란 항목선정의 적절성에 대한 것으로 항목들의 이 특별한 묶음이 측정하고자 하는 개념을 반영하고 있는지를 보는 것이다(DeVellis, 2003). 이혜경 등(2003)은 내용 타당도를 높이기 위해서는 최소 3명 이상의 전문 자문평가단의 평가와 합의가 필요하고, 그렇지 못할 경우 평가자의 의견을 참고하여 수정, 보완이 필요하다고 하였는데, 본 연구에서는 선정된 문항으로 예비도구를 작성하기 위하여 5명의 자문평가단의 합의 과정을 거쳤으며 이를 통해 포커스 그룹 인터뷰 자료에서 나온 개념을 도구에 포함시켜 문항을 늘렸다. 이렇게 구성된 예비도구에 대해 10인으로 구성된 전문가 집단을 대상으로 타당도 검사를 실시하여 CVI 3.0의 결과를 반영하였으며 개별적인 지적사항을 고려하여 예비도구의 문항을 수정하고 보완함으로써 도구내용의 전문성과 대표성을 높이고자 노력하였다.

제2절 도구의 타당도 및 신뢰도 검증

타당도란 측정도구가 측정하려는 개념의 속성을 과연 측정하고 있는지를 검토하는 것이다(이은옥, 임난영, 박현애, 1998). 신뢰도에서 얼마나 많은 변수가 항목의 묶음에 영향을 미치는지에 관심이 있었다면, 타당도는 변수가 항목의 공변량의 근본 원인인지 아닌지에 관심이 있다. 즉 모든 항목이 측정하고자 하는 현상을 대표할 수 있다면 타당도가 높다고 할 수 있다(DeVellis, 2003).

본 연구에서는 도구의 개발을 위해 Roy의 적응 모형을 개념적 틀로 하여, 적응의 속성을 이론에 따라 문헌 고찰을 통해 확인하였다. 이를 근거로 문헌과 기존 도구에서 폐경기 적응의 특성을 도출하고 하부개념을 세분화하고 구체화하여 구성요인을 확인하는 과정을 거쳤으며 이를 근거로 각 특성별로 대표성 있는 문항을 선택함으로써 문항선정의 근거를 제시하여 내용 타당도를 높였다. 또한 폐경기 여성의 포커스 그룹 인터뷰를 통해 자료에서 도출된 내용으로 구성요인을 확인하고 문항을 추출하여, 한국여성에게 적합한 실제적인 문항을 개발함으로써 도구의 타당도를 더욱 높였다.

내용 타당도란 항목선정의 적절성에 대한 것으로, 항목들의 이 특별한 묶음이 측정하고자 하는 개념을 반영하고 있는지를 보는 것이다(DeVellis, 2003). 이혜경 등(2003)은 내용 타당도를 높이기 위해서는 최소 3명 이상의 전문 자문평가단의 평가와 합의가 필요하고, 그렇지 못한 경우 평가자의 의견을 참고하여 수정, 보완이 필요하다고 하였는데, 선정된 문항으로 예비도구를 작성하여 전문가 집단을 대상으로 타당도 검사를 실시하여 예비도구의 문항을 수정하고 보완함으로써 도구내용의 전문성과 대표성을 높일 수 있었을 것으로 판단된다.

다음으로 도구의 문항분석을 통해 도구의 타당도를 검증하였다. 문항 간의 상관계수는 최저 .025부터 최고 .593까지의 분포를 보였다. 문항 간의 상관계수가 .30 미만의 경우 해당 문항은 척도 영역 내에서 기여도가 낮은 것으로 평가되기 때문에(이은옥 외, 1998) 문항과 전체 문항 간의 상관관계수가 .30 이하인 20문항을 삭제하여 도구의 안정성을 높였다.

개발된 도구의 구성 타당도 검증을 실시하였는데, 구성 타당도는 직접적인 변량들 간의 이론적 관계를 밝혀 주는 것으로 변량들이 근거로 한 이론적 틀에 부합하는지를 알아봄으로써 타당도를 검증한다(DeVellis, 2003). 본 연구에서는 구성 타당도 검증을 위해 요인분석을 실시하였는데, 요인분석을 위한 항목 수는 최소 20개가 되어야 하며 대상자의 수가 최소한 항목의 5배를 넘어야 하여, 요인분석할 변인들의 절반 이상은 상관이 ±0.30을 초과해야 요인분석할 가치가 있다(양병화, 2002). 본 연구에서는 문항 수가 29개로 대상자의 수는 220명으로 도구 문항 수의 7배 이상이며, 문항의 절반 이상이 ±0.30을 초과하여 요인분석이 가능하다고 판단되었다.

요인분석은 변수들 간의 상관관계가 다른 변수에 의해 설명되는 정도로서, 요인분석을 위한 항목 선정의 적절성 평가를 위한 KMO(Kaiser – meyer – Olkin) 척도와 요인분석 모형의 적합성 평가를 위한 Bartlett의 구상 검사치를 확인하였다. KMO(Kaiser – meyer – Olkin)수치는 1에 가까울수록 표본의 상관은 요인분석에 적합하다고 보는데 .90 이상이면 매우 좋고 .80이면 양호하며. .60이나 .70이면 보통이고 .50 이하면 부적절하다(Kaiser, 1974). 본 연구에서는 KMO 수치가 .832로 요인분석하기에 양호한 편이었다.

요인별 고유값(eigen value)은 1 이상, 요인 적재량의 유의성을 판단하는 기준은 공통성(commumality) .50 이상을 고려하여 요인분석을 실시하였다. 각 항목의 공유치는 최소 .575에서 최대 .835 사이에 분포함으로써 한상숙과 이상철(2004)이 제시한 요인분석 제외 항목 기준치인 .50 이상을 나타냈다. 또한 각 항목들의 요인 적재량은 보수적인 유의수준인 .50 이상이었다.

요인분석 결과 29문항이 총 7가지 요인으로 분류되었으며, 요인들은 도구 구성의 개념적 틀이 네 가지 양상으로 나뉠 수 있었다.

도구가 가지는 7요인을 통해 폐경기 여성의 적응상태를 63.69% 설명할 수 있어, 도구를 통한 개념의 설명력이 높은 것으로 볼 수 있다.

 본 연구의 결과인 요인분석결과 분류된 하부 요인은 총 7요인으로 요인 2, 요인 5, 요인 6이 신체적 양상으로 '편치 않음', '화끈거림과 땀', '메마름'의 세부 영역으로 분석되었고, 자아개념 양상은 자아개념 영역으로 분석하였다. 요인 1, 요인 3은 역할기능 양상에 속하는 문항들로 '자신감'과 '지배적임'으로 분석되었고, 이는 포커스 그룹 인터뷰에서도 부각되었던 부분으로 역할기능은 폐경기 여성의 적응상태에 중요한 부분임을 나타낸다고 사료된다. 요인 7은 상호작용양상으로 분류된 문항들로만 구성되어 나타났는데 그 중에서도 '배려'를 나타내는 문항들로 분석되었다. 따라서 개발 도구의 영역을 기존의 이론적 틀이 제시하고 있는 적응의 네 가지 양상으로 영역을 나누어 분석함으로써 타당도를 높이는 결과를 가져왔다.

 요인 1은 역할기능 양상 중 역할 부담감으로 설명변량이 12.80%로 전체 요인 중 설명변량이 가장 높았다. '주어진 일에 자신이 없다', '자녀와의 갈등으로 어머니 역할에 자신이 없다', '다른 사람들이 나의 부정적인 면만 보는 것 같다', '사람들 앞에서 당당하지 못하고 자신감이 없다', '동료나 주위사람에게서 상대적인 열등감을 느낀다', '더 이상 여자가 아닌 것 같다'의 문항들의 공통적 의미는 폐경기의 역할변화로 인한 부담감에서 오는 자신감의 상실을 나타내고 있다. 신혜숙(1995), 송애리(1999), 김미영(1999)의 연구에서도 '여자로서 다 되었다는 생각이 든다', '부담스럽고 초라해진다' 등의 역할 부담감으로 인한 자신감의 상실이 나타나고 있다.

요인 2는 신체적 양상 중 활동 휴식과 감각에 대한 내용들로 구성된 요인으로 설명변량은 10.69%를 차지하고 있다. '쉽게 피로하고 기운이 없다', '자고 나도 몸이 개운하지 않다', '어딘지 모르게 불편하고 아픈 것 같다', '손발이 차고 저리다', '허리나 무릎, 어깨 관절이 쑤시고 아프다'의 문항들의 의미는 휴식 측면에서 어딘가 불편하다고 느낀다는 내용을 담고 있다. 신체의 어딘지 모를 편치 않음에 대한 결과는 이경혜와 장춘자(1992), 신혜숙(1995), 송애리(1999), 김미영 외(1999) 등 한국 연구에서뿐 아니라 Hiditch et al.(1996), Greene(1998)의 도구에도 나타나 있다.

요인 3은 역할기능 양상 중 역할 주도의 내용으로 설명력은 9.79%로 나타났다. '예전 같으면 배우자가 할 일을 이젠 내가 한다', '일이 많아지고 책임이 더 무거워졌다', '아랫사람과 윗사람을 동시에 챙겨야 한다', '회사나 가정에서 내가 결정을 주도해야 한다', '가족이 나에게 의존하는 비율이 높아졌다'의 내용이 가지는 공통된 의미는 과거의 수동성에서 주도적 역할로 기능에 변화가 있다는 것이다. 이경혜와 장춘자(1992)의 연구에서 "폐경 경험은 수동적이고 소비적인 삶에서 자율적이고 생산적인 삶을 찾아나가는 것"으로 역할수행에 있어 폐경기 여성의 주도적인 변화를 의미하는 것이라 볼 수 있다.

요인 4는 자아개념 양상으로 설명변량이 9.07%였다. '인생을 헛되이 산 것 같다', '마음이 답답하고 아무것도 이룬 것이 없다', '목적지가 없는 느낌이다', '과거의 나의 노고를 알아주지 않는 가족에게 섭섭하다'의 문항들이 공통적으로 갖는 의미에서 자아개념으로 명명하였다. Roy(1999)의 자아개념 양상의 두 가지 구성요소는 신체적 자아와 개인적 자아로 신체적 자아는 신체감각과 신체상을 포함하고 개인적 자아는 자아 – 일관성, 자아 – 이상 그리고 도덕적 – 윤리적 – 영적 자아로 구성된다. 연구결과에서 신체적 자아에 대한 문항들은 삭제되고 개인적 자아에 대한 문항들로 요인이 구성되었다. 이는 폐경 경험은 젊음, 에너지, 여성성, 성적 즐거움 등의 상실로 우울하고 외롭고 허무하고 슬프게 느끼는 한편, 자신과 인생을 숙고하고 이전의 현모양처로서의 삶의 가치에 회의를 느낀다(이경혜, 장춘자. 1992)는 연구의 결과와 유사하며 폐경기 건강은 신체적 자아보다는 개인적 자아의 성찰이 강조되었다고 볼 수 있다.

요인 5는 신체적 양상 중 내분비계에 해당하는 문항으로 구성되었으며 설명변량은 7.53%이다. 폐경기 신체적 변화 중 가장 대표적인 변화로 열감과 홍조를 말한다. 폐경기 증상에 대한 기존의 도구에서도 마찬가지로 이 문항들이 포함되어 있으며, 홍조는 폐경기 여성의 85%에서 나타난다고 보고되고 있다(하영수 외, 2003). 또한 기존의 다른 도구에서도 포함되어 있는 항목으로 폐경기의 여성의 대표적인 증상임을 알 수 있다.

요인 6은 신체적 양상 중 '머리카락이 거칠어지고 많이 빠진다', '피부가 얇아지고 탄력성이 줄었다', '집중이 잘 안 된다'로 구성된 피부통합성 및 신경기능에 관련된 문항들로 설경력은 6.92%였다. Hiditch et al(1996)의 연구에서 결과에서 보여 주는 피부건조, 송애리(1999)의 피부가 거칠어졌다, Greene(1998)의 도구에 집중하기 어려움의 문항이 이를 지지하며 폐경은 황혼기라고 한 신혜숙(1995)의 연구결과와 같다.

요인 7은 상호작용 양상으로 분류된 문항들로 설명력은 6.87%였다.

'부부생활의 변화를 배우자가 느끼고 배려해 준다', '배우자(가족)로부터 필요한 존재로 인정받는다', '가족, 직장, 모임 등에서 가치 있고 사랑받는 존재다'. 상호작용 양상의 세부요소 중 배우자, 가족, 동료로부터의 적절한 지지체계는 폐경기 여성의 건강에 필수적인 요소임을 알 수 있다. Hiditch et al(1996)의 타인으로부터의 배려를 더 바라게 되고, Cunningham(2002)의 연구에서도 배우자와 가족의 이해를 받지 못하는 것이 폐경기 적응에 장애요인이라고 하였는데 본 연구에서도 지지체계의 요인이 분석되어 이를 지지한다.

Woods(2005)의 연구에서 중년여성은 건강상태의 변화로 홍조, 열감, 우울, 수면장애, 성적인 문제, 인지적인 증상, 질건조, 실금, 심리적 혹은 신체적인 동통 증상들을 보고하면서 여성들 혹은 남성들조차도 삶의 다른 많은 시점에서도 이와 같은 증상들을 경험하기 때문에 어느 누구도 폐경기의 특별한 증상이라고 말할 수 없다고 주장하였다. 또한 국내 폐경기 여성을 대상으로 한 기존의 많은 연구에서도 폐경기 증상의 신체적 증상보다 정신적 혹은 정신·신체적 증상이 높다(권숙희 외, 1996; 성미혜, 2000). 이는 폐경이란 폐경기 여성들에게 있어 생의 과정에서 자연스럽게 적응해 가는 과정이며 질병이나 치료받아야 하는 증상들이 아님을 나타내며, 이는 본 연구의 결과가 신체적인 영역보다 정신심리적인 영역의 문항이 많이 도출되었다는 점에서 이를 반영하고 있음을 알 수 있다.

폐경기 여성의 적응상태를 Roy의 적응 모형을 근거로 개념적 틀을 구성함으로써, 본 도구의 하위영역의 네 가지 요인은 다른 폐경기 건강 측정도구와는 차별화됨을 알 수 있다. 즉 지금까지 기존의 도구에서는 폐경기의 신체적인 증상에만 초점을 두고 있어 구성요소를 주로 신체적인 증상, 즉 혈관운동계, 저림, 불면증, 신경증, 피로, 근육통이나 관절통, 두통, 심계 항진, 가려움증으로만 구성하거나(BKI) 신체적, 정신·신체적, 심리적으로 나누거나(MSC), 혈관운동계, 신체적, 불안과 우울로 구성해 왔다(Greene, 1998). 반면 본 연구에서는 정신심리적인 측면을 좀 더 강조함으로써 역할기능이나 상호의존 영역의 적응상태도 확인할 수 있다는 점에서 의의를 둘 수 있다.

마지막으로 준거 타당도는 측정도구에 의한 측정결과와 연구하려는 속성을 측정하는 것으로 알려진 외적 준거와의 관계를 평가하는 것으로 이들 간에 높은 상관관계가 있으면 타당도가 높다고 판단한다(이은옥 외, 1998). 개발된 폐경기 건강 측정도구의 준거 타당도를 보기 위해 비슷한 개념인 삶의 만족도를 0 - 100점까지 Numerical Rating Score로 측정하였다. 삶의 만족도란 자신의 생애를 의미 있게 받아들이고 효율적으로 주위 환경과 잘 대응하여 개인의 목표와 욕구를 성취하였다고 느끼는 정도이다(김연화, 1994). 이들 점수 간의 상관관계를 Pearson 상관계수값으로 검증하였다. 폐경기 적응상태의 측정값과 삶의 만족도 값은 $p < .001$으로 유의한 순상관관계가 있는 것으로 나타났다. 이는 임현자(2001)의 연구에

서도 갱년기 증상과 삶의 만족도 간에는 부적 상관관계가 있으며, 특히 정신적 증상과는 상관관계가 높았다고 한 결과가 이를 지지해 준다. 그러나 상관계수가 .678로 완전히 일치하는 두 개념을 측정하였다고 단정하기에는 한계를 보였다. 이는 삶의 만족도는 적응 상태와 비슷한 개념이기는 하나 개념의 속성이 포함된 구체적인 도구를 사용하지 않고 NRS를 사용함으로써 삶의 만족도의 개념을 다 포함시키지 못했을 가능성 때문에 나타난 결과라고 판단된다. 따라서 적응상태나 삶의 만족도 같은 다차원적인 개념은 하부개념이 구체적으로 제시된 도구를 사용하는 것이 좀 더 정확한 결과를 얻을 수 있을 것으로 판단된다.

신뢰도란 도구가 측정하는 개념을 측정하는 일관성을 나타내는 개념이다. 즉 동일한 개념에 대해 측정을 반복 시행하였을 경우 어느 정도 동일한 결과를 산출하느냐에 관한 것으로 정의된다(이혜경 외, 1998). 신뢰도를 높이기 위해 의미가 모호하거나 이해가 어려운 문항은 사전조사를 통해 수정하였다.

도구의 신뢰도를 파악하기 위해 문항의 반분신뢰도를 확인하였다. 반분법은 도구를 대상자에게 배부하고 한 번 검사한 후에 무작위, 전·후반부 또는 홀·짝수에 의해 두 부분으로 나누어 신뢰계수를 측정한다. 척도의 두 부분이 각각 전체 척도를 대표하는 것이어야 하는데 적어도 항목 수가 8－10은 되어야 한다. 두 부분으로 나누어지기 때문에 전체 신뢰도값이 떨어질 수 있으므로 이를 보완하기 위해 Spearman－Brown 계수로 전체 신뢰도를 구한다(이은옥 외, 1998). 두 부분 척도의 상관관계는 각각 홀수 문항 .670, 짝수 문항 .696이었으며 Spearman－Brown 계수는 .877로 확인되었고, 문항

간 상관관계 계수는 .780으로 나와 신뢰도가 높게 나왔다.

또한 내적 일관성을 파악하기 위해 Cronbach's α값을 산출하였는데 최종도구의 신뢰도 계수를 검증한 결과 Cronbach's α = .800으로 안정된 값이 산출되어 내적 일관성이 높다는 신뢰도를 지지받았다. 또한 각 하부영역별 신뢰도를 살펴보면, 역할기능 양상은 Cronbach's α = .829였고, 자아개념 양상은 Cronbach's α = .811, 신체적 양상은 Cronbach's α = .833이었으며, 상호작용 양상은 Cronbach's α = .659였다. 각 특성별로도 높은 신뢰도값이 나와 신뢰도를 지지받았으므로 후속 연구에서 도구의 해석 시 각 특성을 분리하여 해석하고 이해할 수 있을 것으로 판단된다. 그러나 다른 영역에 비해 상호작용 양상의 신뢰도값이 낮은 편인데 이는 문항 수가 다른 영역에 비해 적어서 나온 결과로 사료된다. MSC의 개발 당시 신뢰도는 Cronbach's α = .79, MENS의 신뢰도는 조군자(2001)의 연구에서는 Cronbach's α = .76으로 본 도구의 값보다 낮았다. Im et al.(2005)의 MSI(the Midlife Women's symptom Index) 신뢰도는 당시 연구에서 종이 설문지형태는 Cronbach's α = .94, 인터넷 보고 형태는 Cronbach's α = .80이었고. 지성애(1983)의 갱년기 증상 척도는 개발 당시 신뢰도 Cronbach's α = .88로 본 연구와 비슷하였다. 다라서 본 연구에서 개발된 도구의 신뢰도는 기존의 도구의 신뢰도값과 비슷하거나 높아 도구의 신뢰도가 높은 도구임을 지지해 주었다.

제3절 간호학적 의의

1. 간호이론 측면

본 연구는 Roy의 적응모형을 이론적 틀로 사용함으로써 Roy의 적응모형에 대한 이론의 정립에 기여를 하였다. 적응모형은 폐경기 여성을 대상으로 적용이 가능하며 도구개발의 틀로 사용될 수 있음을 알 수 있다. 기존의 이론에 대한 여러 분야의 다양한 연구는 이론의 일반화를 위해 계속 시행될 필요가 있다.

지금까지 Roy의 적응모형은 네 가지 양상과 3가지 자극에 대한 틀은 크게 변동이 없으나 하부 개념은 계속 수정되고 있다. 따라서 본 연구를 통해 네 가지 양상의 재확립과 폐경기 여성 적응에 대한 하부구조가 조금이나마 밝혀진 것에 의의가 있다. 그러나 적응 모형의 나머지 요소인 3가지 자극에 대해서는 본 연구에서 확인을 하기 어려웠다. 이러한 문제점을 해결하기 위해 본 연구의 결과 폐경기 여성의 적응상태는 측정이 가능하게 되었으므로 이와 관련된 연관 자극과 잔여 자극을 확인하여 적응모형을 확실히 구축하는 데 기여할 수 있을 것이다.

2. 간호연구 측면

폐경기 여성을 대상으로 하는 연구에서 폐경기를 긍정적인 적응상태로 만들기 위해 효과적이거나 혹은 방해가 되는 요인들을 찾기 위해 적용될 수 있을 것이다. 지금까지 폐경기 증상을 측정하던 사정 방식에서 적응상태를 측정할 수 있게 됨으로써 폐경기 여성을 파악하는 데 효과적일 것이다. 또한 한국여성을 대상으로 개발된 도구이기 때문에 기존의 외국 도구의 번역상의 문제나 표현의 부자연스러움, 부각되지 못했던 특성 등이 잘 고려되어 한국여성을 대상으로 하는 연구에서 사용이 용이할 것이다.

4가지 적응 양상별로 적응정도를 측정 가능하므로 이에 따른 다른 요인들을 밝혀 연구에 사용할 수 있다. 또한 폐경기 여성의 적응과 관련된 내외적 요소와 자원들 간의 관련성과 그 과정을 파악하는 연구에 도움이 될 것이고, 각 양상에 따른 개별적이고 다양한 중재방안 개발연구에 기초가 될 것이다.

폐경기의 긍정적인 삶을 평가할 수 있는 도구로 활용될 수 있으리라 본다.

3. 간호실무 측면

폐경기 여성을 간호하는 간호사는 실무에서 폐경기 여성들이 가지고 있는 어려움을 긍정적으로 적응할 수 있도록 돕는다. 이에 본 도구는 적응상태를 파악하고 어느 영역의 적응상태에 간호가 필요한지 결정하는 데 실질적으로 도움을 줄 수 있다. 간호계획을 직접 실행하기 위해서는 실제적으로 적용할 수 있는 신뢰도와 타당도가 높은 사정도구가 필요하며 이러한 도구의 개발과 사용은 간호 수행에 직접적인 도움을 줄 수 있을 뿐 아니라 간호수행을 평가할 때 사용될 수 있음으로써 간호중재의 효율성과 가치를 평가하고, 간호사로 하여금 연계성 있는 간호수행을 가능하게 할 것이다.

따라서 폐경기 여성의 간호관리 방법의 지침을 마련할 수 있으며 네 가지 양상에 따라 개별적인 특징과 장단점을 파악하여 가장 효과적인 간호중재 방법을 선택할 수 있다. 또한 도구를 사용한 사정을 통해 새로운 간호중재 방법을 발견하는 데 큰 기여를 할 수 있을 것으로 본다.

제6장 결론 및 제언

제1절 결론

본 연구는 폐경기 여성을 대상으로 Roy의 조응모형을 틀로 하여 폐경기 여성의 적응상태를 측정하기 위한 도구를 개발하기 위한 방법론적 연구이다.

도구개발의 절차는 Lynn(1986)이 제시하고 있는 도구개발의 절차를 따랐으며 기존의 도구와 문헌 고찰, 포커스 그룹 인터뷰 자료를 근간으로 한 폐경기 적응상태 구성요인 규명, Roy의 적응 모형의 네 가지 양상에 따른 초기 문항 작성, 전문가 집단을 통한 내용 타당도 검정, 예비도구 고안, 예비도구의 형식에 대한 적절성 확인과 문항분석, 내적 일관성에 대한 사전조사, 신뢰도 타당도 검증을 위한 자료 수집, 문항분석, 구성 타당도, 준거 타당도, 내적 일관성, 반분신뢰도 검증의 단계로 진행하여 최종 도구를 완성하였다.

개발된 폐경기 여성의 적응상태 측정도구는 역할기능 양상 11문항, 자아개념 양상 4문항, 신체적 양상 11문항, 상호작용 양상 3문항으로 구분된 총 29문항으로 구성되어 있으며 지난 6개월 동안의 폐경기 적응상태에 대한 5점 척도의 자가 보고 형식의 도구이다. 본 도구의 사용으로 연구와 실무 면에서 폐경기 여성의 적응상태를 구체적으로 파악하고 각 여성의 특성과 상황을 고려하여 폐경기 적응상태에 대한 개별적이고 다양한 중재 방안이 적용될 것으로 본다.

제2절 제언

본 연구의 결과를 토대로 폐경기 여성 적응상태 도구의 추후 지속적인 검증 과정을 위해 다음과 같이 제언하고자 한다.

1. 본 연구에서 개발된 도구를 사용하여 폐경기 여성 적응상태를 측정하고 평가하는 연구가 다양하게 이루어져 이를 통한 본 도구의 신뢰도와 타당도에 대한 검증이 이루어질 것을 제언한다.
2. 본 연구에서 개발된 도구로 폐경기 여성의 적응상태와 특성 파악이 가능할 수 있도록 표본수를 확대하여 폐경기 적응상태의 점수 분포를 확인할 것을 제언한다.
3. 본 연구에서 개발된 도구로 측정된 결과에 따라 폐경기 적응 중재 방법을 결정할 수 있도록 후속연구를 제언한다.

위에서 제언한 바와 같이 추후 검증이 계속 뒷받침되어 본 연구에서 개발된 폐경기 여성 적응 측정도구가 실무와 연구에서 다양하게 사용된다면 폐경기 여성 건강에 대한 이해와 교육 및 중재방법의 개발에 기여할 수 있을 것으로 본다.

참고문헌

권숙희, 김영자, 김인순, 문길남, 박금자, 박춘화, 배정이, 송애리, 여정희, 정은순, 정향미(1996). 중년 여성의 갱년기 증상과 우울에 관한 연구. 여성건강간호학회지, 2(2): 235 – 245.0

김명희(1993). *중년여성의 갱년기 증상 관리방안 모색을 위한 일 조사 연구.* 한양대학교 대학원. 석사학위논문.

김미정, 최수정, 양승애(1999). 여성의 폐경경험에 관한 연구. 대한간호학회지, 29(6): 1263 – 1272.

김성재, 김후자, 이경자, 이선옥(2000). *포커스 그룹 연구방법.* 현문사.

김영호(1999). *갱년기 다스리기.* 서울: 서림 문화사.

김연화(1994). *집단레크레이션 간호요법이 노인의 생활만족도에 미치는 효과.* 경북대학교 대학원 박사학위논문.

김애경(1996). 여성의 폐경경험에 관한 현상학적 연구. 석사학위논문, 한양대학교.

김애경, 유은광(1997). 여성이 경험한 폐경의 의미. 여성건강간호학회지, 3(1): 67 – 76.

대한폐경학회(1994). 폐경기 여성의 관리, 서울: 칼빈서적.

대한폐경학회 편찬위원회(2000). *폐경기 건강.* 군자출판사. 서울.

박예숙(1997). 인간성장발달과 건강증진. 서울: 수문사.

박혜숙(2003). *콩식품 섭취가 중년 여성의 폐경 증상, 혈청 호르몬 수준 지질대사 및 골대사에 미치는 효과.* 이화여자대학교 대학원 간호학과, 박사학위논문.

송애리(1997). *폐경관리를 위한 교육프로그램개발과 그 효과에 관한 연구.* 부산대학교 대학원 박사학위논문. 부산.

송애리(1999). 폐경 증상 사정을 위한 도구개발. 대한폐경학회4(1). 72 – 85.

신혜숙(1995). 폐경기 경험에 관한 연구: Q 방법론적 접근. 대한간호학회지, 25(4): 807 – 824.

신혜숙(2001). 배우자 유무에 따른 여성노인의 자아존중감, 건강상태 및 생활만족도에 관한 연구. *대한간호학회지, 31(6),* 1119 – 1128.

안명옥(1996). 갱년기. 서울: 웅진출판주식회사.

양은영(1996). 홀몬 대치요법 실시 여부에 따른 갱년기 여성의 갱년에 대한 태도와 증상에 관한 비교 연구. 석사학위논문, 이화여자대학교.

오현자(2000). 관절염환자의 삶의 질에 영향을 미치는 요인탐색. *성인간호학회지, 12(3),* 431 – 451.

원진숙, 박영주, 조태민, 강희철, 정의식(1994). 가족기능도 지수와 우울, 불안점수, 피로도의 관계. *가정의학회지, 15(7),* 411 – 418.

유은광, 김명희, 김태경(1999). 중년 여성의 건강증진행위와 갱년기 증상, 우울과의 관계 연구. *대한간호학회지,* 29(2): 225 – 237.

은성숙(1984), *여성의 결혼생활 적응과 자녀출가 및 갱년기 증상과의 관계에 관한 연구.* 이화여자대학교 석사학위논문.

이경식, 김춘길, 성명숙, 이명옥, 장희정, 정금희(2001). 로이의 적응 모형. 현문사.

이경혜, 장춘자(1992). 중년기 여성의 폐경경험. 모자간호학회 2(1): 70 – 8.

이경혜(1997). 여성건강을 위한 개념적 모형. 대한간호학회지 27(4): 933 – 942.

이경혜(1998a). 폐경증상에 대한 간호학적 적응방법. 대한폐경학회 학술대회자료집 vol.(2): 29 – 48.1

이경혜(1998b). 여성건강간호학의 정체성. 여성건강간호학회지, 4(1): 29 – 37.

이경혜, 박영주, 변수자, 유은광, 이미라, 이영숙, 이혜경, 정은순, 조옥순, 최의순, 한혜실(1998). *여성건강간호학, 하권.* 서울: 현문사.

이경혜, 이영숙(2004). *여성건강간호학,* 2. 서울: 현문사.

이진용(1994). *폐경기 여성의 관리.* 서울: 칼빈서적

이미라(1994). 폐경에 대한 적응과정. *대한간호학회지,* 24(4): 623 – 634.

이은옥, 임난영, 박현애(1998). *간호 의료연구와 통계 분석.* 수문사.

이은혜(2000). 아동발달의 평가와 측정. 교문사.

이혜경, 양양희, 구미옥, 안영(2003). 간호연구개론, 서울: 현문사.

임현자(2001). 일지역 중년여성의 요실금 갱년기 증상과 생활만족도와의 관계. 여성건강간호학회지. 7(2): 157 – 168.

전정호, 이해정, 김명희, 신재신(2003). 퇴행성 관절염 노인환자의 우울과 삶의 질 예측요인. *성인간호학회지, 15(4),* 650 – 659.

조현숙, 이군자(2001), 일지역 갱년기 크리닉을 방문하는 자연폐경여성과 인공폐경여성의 갱년기 증상비교. 대한간호학회지, 31(4), 692 – 702.

지성애(1983). 중년 여성의 발달현상에 대한 태도와 갱년기 증상 호소와의 관계 분석 연구, 박사학위논문, 연세대학교.

차영남, 장효순, 김금자, 한혜실, 임혜경, 정영혜(1995). 중년여성의 갱년기 증상과 건강요구에 대한 기초조사. 대한 간호, 34(4).

채서일(2002), 사회과학 조사방법론. 학현사.

하영수, 이경혜, 김계숙, 고효정, 간문정, 김영희, 정금희, 배정이, 김일옥(2003). 모성 여성건강 간호학. 서울: 신광출판사.

허혜경, 김대란, 김대화(2003). 암환자의 치료부작용, 가족지지, 삶의 질과의 관계 연구. *대한간호학회지, 33(1),* 71 – 78.

한상숙, 이상철(2004). *간호 보건 통계 분석,* 서울: 현문사.

Alder E.(1998). The Blatt – Kupperman menopausal index: a critique. *Maturitas* 29. 19 – 24.

Anderson, D. & Posner N.(2002). Relationship between psychosocial factors and health behaviours for women experiencing menopause. *International Journal of Nursing Practice,* 8: 265 – 273.

Anderson, E., Hamburger, S. L., James, H. and Rebar R. W.(1987). Characteristics of menopausal woman seeking assistance. *American J Obstet & Gynecol,* 156(2): 428 – 433.

Ballinger 제4절 B.(1990). Psychiatric aspects of the menopause. British journal of Psychology. 156, 773 – 787.

Brown W. J., Mishra G. D., Dobson A.(2002). Changes in physical symptoms during the menopause transition. *International journal of Behavioral Medicine.* 9, 3 − 67.

Cunninggham D. A.(2002). Application of Roy's Adaptation model When Caring for a Group of Women Coping With Menopause. *Journal of community Health Nursing,* 19(1), 49 ~ 60.

Defey, D., Storch, E., Cardozo, S., Diaz, O., & Fernandez, G.(1996). The menopause; Women's Psychology and Health Care. Social Science Medicine, 42(10): 1447 − 1456.

DeVellis R. F.(2003). *Scale Development; Theory and Applocations.* SAGE Publications.

Dickson, G. L.(1990). The metalanguage of menopause research. *Image − the journal of nursing scholorship.* 22(3), 168 − 173.

Donovan J. C.(1993). The menopausal syndrome; a study of case histories.

Am J Obstet Gynecol. Dec. 62(6): 1281 − 91.

Dysvik, E., Lindstrom, T. C., Eikeland, O. J., & Natvig, G. K.(2004). Health − related quality of life and pain beliefs among people suffering from chronic pain. *Pain Management Nursing,* 5(2), 66 − 74.

Ethgen, O., Vanparijs, P., Delhalle, S., Rosant, S., Bruyere, O., & Reginster, J. Y.(2004). Social support and health − related quality of life in hip and knee osteoarthritis. *Quality of Life Research, 13,* 321 − 330.

Fswcett, J.(1989). *Analysis and evaluation of conceptual models of nursing(2nd ed).* Philadelphia; Davis.

Fu S., Anderson D., Courtney M.(2003). Cross − cultural menopausal experience: Comparison of Australian and Taiwanese women. *Nursing and Health Sciences,* 5, 77 − 84.

Gannon, L. & Stevens, J.(1998). Portraits of menopause in the mass media. Women and Health, 27, 1 − 15.

Good, B. J., Gvod, M. D., & Burr, B. D.(1988). Impact of illness on the family. In Taylor, R. B.(ed.)., *Fundamentals of family medicine*. New York: Spring − Verlag, 32 − 45.

Greene J. G.(1998). Constructing a standard climacteric scale. *Maturitas*. 29. 25 − 31.

Greenwood S.(1989). *Menopause, Naturally: Preparing for the second half of life*. Volcano Press. Volcano, California.

Gifford S. M.(1994), The change of life, the sorrow of life: menopause, bad blood and cancer among Italian − Australian working class women. *Cult*. Med. Psychiatry, 18, 299 − 319.

Holte, A. and Mikkelsen, A.(1991) The menopausal syndrome: A factor analytic replication *Maturitas*., 13: 193 − 203.

Hunter M. S.(1990). Somatic experience of the menopause: a prospect제 4장e study. *Psychosom Medicine*. 52, 346 − 356.

Im, E. and Chee, W. and Bender, M. and Cheng, C. and Tsai, H. and Kang, N. and Lee, H.(2005). The psychometric properties of pen − and − pencil and Internet versions of the midlife women's symptom index *International Journal of Nursing Studies*, 42(2), 167 − 177.

Kaufert, P. A.(1982). Myth and the menopause. Sociology of Health and Illness, 4(2): 141 − 165.

Kaufert, P. and Gilbert, P. and Hassard, T.(1988) Researching the symptoms of menopause: An exercise in methodology *Maturitas*., 10: 117 − 131.

Kaufert, P., Boggs, P. P., Ettinger, B., Woods, N. F., & Utian, W. H.(1998). Women and menopause: Beliefs, attitudes and behaviors. The North American menopause society 1997 menopause survey. Menopause, 5, 197 − 202.

Kling, K. C., Hyde, J. S., Showers, C. J., & Buswell, B. N.(1999). Gender differences in self − esteem: A meta − analysis. *Psychological Bulletin*, 125(4), 470 − 5.

Kraines, R.(1963) The menopause and evaluation of the self: Study of middle aged women. Chicago IL: University of Chicago.

Kupperman H. S., Delaplaine R. W., Bottomy J. R., Blatt M. and Warnock J. K., Bundren J. C. and Morris D. W.(2000). Depressive mood symptoma associated with ovarian suppression. *Fertility and sterility.* 74(5), 984 − 986.

Lark Susan M.(1990). *The menopause self help book.* Celestial Arts. Berkeley, California.

Li S. Carlson E. S., Snyder D.(1995). Perspectives on menopause. Clinical Nurse Specialist. 9, 145 − 147.

Lin, N., Woelfel, M. W., & Light, S. C.(1985). The buffering effect of support subsequent to an important life event. *Journal of Health & Social Behavior, 26,* 247 − 263.

Lowdermilk D. & Perry S.(2002). *Maternity Nursing.* Elsevier Inc., NY.

Luckmann & Sorensen.(1988). *Medical & Surgical nursing,* WB Saunders company.

Lyndaker C. & Hulton L.(2004). The influence of age on symptoms of preimenopause. *JOGNN.* 33(3), 340 − 347.

Lynn, M. R.(1986). Determination and quantification of content validity. *Nursing Research,* 35(6), 382 − 385.

Malthews K. A., Wing R. R., Kuller L. H., Meilahn E. N. Plantinga P.(1994). Influence of the perimenopause on cardiovascular risk factors and symptoms of middle − agde healthy women. *Archivos International medicine.* 154, 2349 − 2355.

Matthews K. A. and Bromberger J.(2005). Does the menopausal transition affect health − related quality of life? *The American Journal of Medicine.* 118(128), 2555 − 365.

McKinlay S. M.(1996). The normal menopause transition: an overview. *Maturitas.* 23. 137 − 145.

McMaster, J., Pitts, M., & Poyah, G.(1997). The menopausal experiences of women in a developing country. *Women & Health,* 26(4), 1 − 13.

Morgan, D. L.(1997). Focus groups as qualitative research(2nd ed.), Thousand Oaks, CA; Sage.

Morgan, D. L. & Kruger, R. A.(1998). *Focus group kit(1 − 6)*. California:

Neugarten, B. and Kraines, R.(1965) Menopausal symptoms in women of various ages. *Psychosomatic Medicine.*, 27: 266 − 273.

Nunnally, J. C. &Bernstein, I. H.(1994). *Construction of conventional tests, psychometric theory(3rd ed)*. New York: McGraw − Hill.

Rousseau, M. E.(1998). Women's midlife health: Reframing menopause. Journal of Nurse − Midwifery, 43: 208 − 223.

Rice V. M.(2005). Strategies and issues for managing menopause − related symptoms in diverse populations: ethnic and racial diversity. *The American Journal of medicine.* 118(128). 1425 − 1475.

Roy, C., & Andrews, H. A.(1999). *The Roy adaptation model(2nd ed.)*. Stamford, CT: Appleton&Lange.

Sage. Morse C.(1980). The middlescent woman − and the menopausal syndrome. *Australian Nurses Journal.* 1980 Mar. 9(8): 37 − 8, 46.

Santoro N.(2005). The menopausal transition. The American Journal of Medicine. 118(128), 85 − 135.

Sarrel, P. M.(1995), Evaluation and management of postmenopausal patients. Female Pt. 20(2), 27 − 32.

Seo − Cho, J. M.(1999). Nursing Process Maunal: Assessment Tool for the Roy Adaptation Model. CA; Polaris Publishing.

Sharma, V.(1983) The construction and development of a menopausal symptom checklist *Ind J Clin Psychol.*, 10: 63 − 70.

Sherman S.(2005). Defining the menopausal transition. TheAmerican Journal of Medicine. 118(128), 35 − 75.

Sherwin, B.(2001). Menopause: myths and realities. In; Stewart D, Stotland N(eds)Psychological aspects of women's health care, 2nd edn. American Psychiatric Press: Washington D.C.

Smith, M., & Smith, I.(1996). Dr. Mike Smiths's Postbag: HRT. London: Kyle Cathie Ltd.

Stotland. N. L.(2002). Menopause; Social expectation, women's realities. Archives of Women's Mental Health. 5, 5 – 8.

Sugarman, J. R., & Berg, A. O.(1984). Evaluation of fatigue in a family practice. *Journal of Family Practice, 19,* 643 – 647.

Temple – Smith M., Banewell C. L., Gifford S. M., Presswell N. T.(1995). Promoting health beyond recruitment; beliefs and attitudes tobreast cancer and cervical cancer sereening services among Italian women in melbourne. *Health Promotion journal of Australia.* 5, 31 – 36.

Warnock. J. K. Burdren. J. C. & Morris D. W.(2000). Depressive mood symptoms associated with ovarian suppression, *Fertility and sterility.* 74(5). 984 – 986.

Weisbader H.(1952). Effective control of the surgical menopause by estradiol pellet at the time of surgery. Gynecol Obstet. 91, 792 – 799. Willgerodt, M. A.(2003). Using focus Groups to Develop Culturally Relevant Instruments. *Western Journal of Nursing Research,* 25(7), 798～814.

Willson, J. R. & Carrington, E. R.(1997). *Obstetrics and gynecology(8th ed).* Saint Louis: The C.V. Mosby Co.

Woods, N. F.(2005), Symptoms during the perimenopause: prevalence, severity, trajectory and significance in women's lives. *The American Journal of Medicine.* 118(128), 145 – 245.

〈부록 1〉 문헌, 기존도구, 포커스 그룹 인터뷰에 나타난 개념

문 헌	기존도구	포커스그룹인터뷰
열감, 발한	열감, 발한	얼굴이 달아오름, 몸이 달아오르고 식은땀
월경의 변화		불규칙한 월경
질분비물 감소, 성교통	성교 중 질 건조, 성교통	질분비물 감소
		유방의 통증
혈액순환의 변화	심장이 빠르고 강하게 띔 두통, 호흡곤란	심장이 빨리 띈다. 깜짝 놀란다. 가슴 답답함 어지럽고 현기증이 남 혈액순환 안 됨, 피가 부족한 느낌
소화기능의 변화	소화 안 됨, 가스 참, 속이 거북함	소화 안 됨, 과식조심
식습관의 변화	식욕이 없음, 입맛이 없음	식사량이 줌, 입맛이 없음, 식습관 변화
체중의 증가나 감소	체중증가	몸무게 증가
복부의 지방 침착		복부비만이 옴
변비	변비	변비, 설사
요실금	요실금	
	빈뇨	빈뇨
		잔뇨감
비뇨기계 감염, 질염	질에서 악취가 남	비뇨기계 감염
질 소양증,	질과 외음이 가렵다.	
소양증	피부건조, 거칠어짐	피부가 가렵다.
피부노화	피부결이나 모양의 변화	눈꺼풀이 처진다.
	머리카락이 빠진다.	머리카락이 빠진다.
관절통, 근육통	관절이나 근육의 통증	요통, 무릎이 쑤신다.
피로	피곤하고 지침	쉽게 피로하고 기운이 없다.
수면장애	수면장애	잠이 잘 안 온다.
체력의 변화		몸이 무겁다, 마음이 내킬 때 일한다, 활동량이 줌
		손발이 차다.
감각의 변화, 시력, 청력의 저하		시력장애

문 헌	기존도구	포커스그룹인터뷰
신경과민	신경이 예민함	
사고력의 변화		
입이 마른다		입이 마른다.
몸이 붓는다		
몸에 대한 관심 없어짐		몸이 작아지는 느낌
젊음에 대한 부러움		10년만 젊게 변했으면
여성으로서의 삶 마무리	여자로서 다 되었다.	
들키고 싶지 않음		다 내 흉이다.
준비되지 않은 채 맞이함		폐경 후 올 변화에 대한 두려움
허탈, 슬픔, 울음	울음, 허전함, 허무함, 흥미상실	벼랑 끝에 선 느낌, 가을, 슬픔, 공허함, 헛됨
우울, 서글픔	우울, 가라앉음, 불행하다, 서러움, 흥분	인정받지 못함, 실망스러움, 우울, 가라앉음
	기억력 감퇴	기억력 감퇴
자신감이 없다, 초라함 별 볼일 없는 존재	자신감이 없어진다 무시당함	아래로 꺼져내려 땅에 붙어버릴 것 같다. 당당하지 못함, 자신 없음
노여움	자신의 삶에 대한 불만, 희생양, 화남	나의 부정적인 면만 보인다. 자신에게 화가 남
무덤덤함, 시간에 따라 적응		자연스런 과정이다.
여성의 황혼기, 해방감		편하고 자유로움
다음세대에 대한 책임감		자녀에 대한 기대와 실망
너그러움, 풍족함, 삶을 즐김		여유로움 마음으로 삶
새로운 인생의 시작		
생산적인 삶, 나누는 삶		봉사하는 삶
타인에 대한 이해,		다른 사람을 믿을 수 없다.
정신 사회적 안정		풍족한 신앙 생활
질병, 치료, 상담	폐경은 질병이다.	나만 갱년기가 온 것 같다.
폐경은 병적인 증상,	몸의 압박감	어딘지 모를 불편감

문 헌	기존도구	포커스그룹인터뷰
성욕의 변화	성욕의 변화: 감소, 불만족, 변화 없음	성욕 감퇴, 성생활 불만족, 열정은 사라짐
편하고 쾌적함		생리가 빨리 갔으면 하고 바람
늙는 기분		치매가 올까 걱정이다.
에너지의 상실,	에너지 부족	부족한 느낌
여성성 상실	남자들 앞을 지나가기 싫다.	얼굴이 미워짐
불안과 두려움 초조함	불안, 두려움, 긴장, 초조, 안절부절	심란한 ㅁ음, 불신, 긴장이 풀림
집중이 어려움	집중이 어려움, 업무의 완성도 떨어짐	해야 할 일도 하고 싶을 때 천천히 한다.
가사에서 벗어남		가사 일이 줄어듦
새로운 직업을 구함		소일거리를 찾음
내가 벌어서 내가 쓴다.		일을 하고 싶다.
여자로서의 삶을 마무리	쓸모없고 더 이상 나를 필요로 하지 않음	
가장의 역할을 함		남편이 하던 일을 이젠 내가 한다.
경제권이 생김		
직장에서의 중간관리자급 지위		업무의 범위가 커짐
중년기의 변화 받아들임		병이라고 생각 안 함, 받아들임
양육의 역할모델, 지지자, 지원자		자녀나 남편이 나에게 의존, 남에게 의지가 되는 사람이 되고자 한다.
자녀에게 잔소리가 줄어듦	어머니 역할변화에 잘 적응	
자녀와 관계 개선		자녀와의 의견 차이를 더 이상 감당 못함
자녀결혼으로 역할 확대		나의 일을 며느리에게 뺏김
집안의 어른	주부로서의 역할변화에 잘 적응	
주도권이 강해짐		내가 결정을 주도한다.
남편과 대등한 입장		남편과 모든 일을 같이 하게 됨

문 헌	기존도구	포커스그룹인터뷰
자율적인 의사결정		하기 싫은 일은 하지 않는다.
동반자, 파트너의 역할	아내로서의 역할 변화에 잘 적응	
대담해짐		강한 성격이 되었다.
업무체계가 바뀌면 일을 잘 못해냄		상대적 열등감, 동시에 일을 못해냄
주어진 일에 자신이 없음		업무나 일이 바뀌면 일을 잘 못해냄
책임의 범위가 확대됨		책임져야 할 역할이 늘었다.
윗사람과 아랫사람을 동시에 챙김		
다양한 취미 생활	모임활동을 하고 싶지 않다.	바쁘게 살려고 한다.
동시에 여러 가지 역할을 해냄	다양한 역할을 잘 수행해 냄	동시에 여러 가지 역할을 해 내야 함
욕구와 현실의 차이로 역할갈등심화		자녀와의 의견 차이로 갈등심화
지지체계 부족	가족들의 지지가 부족	가족에게 섭섭함
배우자에게 무관심해짐	남편에게 미안해짐	남편에 대한 측은지심
사랑의 감정을 표현 (말, 행동)		감정을 말이나 행동으로 표현
배우자의 관심 잃을까 봐 걱정됨	남편의 바람이 걱정	남편의 부재 시 고독하다.
배우자의 외도 이해		
사랑받는 존재		가족의 인정
가족의 이해	가족으로부터 이해받지 못함	자녀의 이해를 구함. 남편의 이해, 의논
자신만의 시간을 찾음		시간과 경제적으로 여유로운 생활 이혼하고 자유롭게 살고 싶다.
폐경에 대한 대화가 자유로움	폐경에 대해 이야기하고 싶지 않음	
외출을 꺼림	친교를 피함, 혼자 있고 싶음	새로운 관계 형성은 꺼림, 주위를 차단
필요할 때 도움을 받을 수 있는 가족이나 이웃이 가까이 산다.	누군가에게 기대고 싶다.	혼자 남겨진 것 같다. 만날 친구가 없다.

문 헌	기존도구	포커스그룹인터뷰
		인정받지 못한 나의 희생
		다른 사람을 참지 못한다.
		다른 사람과 대화가 어렵다.
		인간관계에서 손해 보는 느낌
		가족 중심의 생활문화로 안정감을 느낌
		남편으로부터 필요한 존재로 인정
		신혼으로 돌아온 느낌
		가족이 나에게 의존한다.
		남편이 괘심함, 나 없이 살아 보라고 하고 싶다.
		건강보조 식품을 상용한다.
		잡곡, 애채, 생선 위주의 식이로 바꾼다.
		피로 회복에 시간이 오래 걸린다.
		주위환경을 건강에 좋은 환경으로 바꾼다.
		남편에게 짜증을 낸다.
		아무도 믿지 못한다.
		받아들이지 못하겠다.
		목적지가 없는 느낌이다.
		무소유의 느낌, 공허한 느낌
		아직 40 그래도 아직 젊은데
		남편으로부터 필요한 존재로 인정받는다.
		마음의 여유가 생김
		극복하려고 노력한다.
		사소한 일어 스트레스를 받는다.
		기가 막힌다.
		참는다.
		약에 의존하기 싫다.
		돋보기 착용이 불편해서 책을 볼 수 없다.
		마음대로 해 버리고 싶은 마음이 든다.

문 헌	기존도구	포커스그룹인터뷰
		자식에게서 벗어나 나만을 위해 산다.
		나를 최우선으로 생각하고 행동한다.
		배우려는 자세로 미래를 생각한다.
		나에게는 갱년기란 없다고 생각한다.
		내가 나를 위하자 아이들이 다가오기 시작한다.
		다쳐도 아이들 앞에서는 더 아픈 척한다.
		아이들의 의논상대가 되고 친구가 된다.
		부부관계가 귀찮고 정으로 산다.
		남편과 마음을 공유하게 된다.
		진보적인 생각을 한다.
		적극적인 사회생활을 한다.
		문명의 변화에 적응 못한다.
		마음을 비운다.
		상대방의 입장에서 생각하면 편하다.
		상대방을 긍정적으로 본다.
		조화로운 인간관계
		건강에 더 이상 자신이 없다.
		아들이 남편보다 더 의지가 된다.
		자녀는 엄마 편이다.

〈부록 2〉 전문가 내용 타당도 설문지

안녕하십니까?

귀하의 소중한 시간을 내어 중년여성의 건강증진을 위한 저의 연구에 참여해 주시도록 부탁드립니다.

저는 중년여성의 **폐경기 건강 상태**에 대한 측정도구 개발을 주제로 박사학위논문을 준비하고 있습니다.

문헌 고찰과 중년여성을 대상으로 한 인터뷰자료를 근거로 폐경기 여성의 건강 상태 측정을 위한 문항을 개발하여 내용 타당도를 조사하고자 합니다.

귀하는 본 연구 전문가 집단의 한 분으로, 응답해 주신 내용은 연구의 귀중한 자료가 될 것이며, 설문 내용은 본 연구의 목적 이외에는 사용하지 않을 것을 약속드립니다. 감사합니다.

2006년 1월

이화여자대학교 대학원 여성건강간호학 전공

연구자: 배경의

▶ 회신방법: 연구의 신속한 진행을 위해 바쁘시더라도 2월 6일 (월요일)까지 E-mail을 통해 회신을 해 주시면 감사하겠습니다.

▷ Tell : 016-9668-3903

▷ E-mail: kyungeui@ewhain.net

1. 나이:　　　세
2. 직업 및 직책:
3. 산부인과 임상경력:　　　년
4. 최종학력:

1. 타당도 설문지 구성

본 설문지는 중년여성의 폐경기 건강 정도 측정도구개발을 위한 전문가 집단의 내용 타당도를 보기 위해 구성되었습니다.

본 도구는 Roy(1999)의 모델에 따라 두 단계로 구성되어 있습니다.

1단계: 대상자의 행위측정은 신체적 양상, 자아개념 양상, 역할 기능 양상, 상호의존 양상으로 나누어 각 양상별로 문항을 구성하였습니다.

2단계: 자극사정을 위한 문항들은 선행연구자료를 근거로 포커스 그룹 인터뷰 자료와 비교하여 초점자극, 연관자극, 잔여자극을 분류하였습니다.

2. 타당도 평가

1단계 행위사정 문항은 각 문항에 대해 '매우 관련 있음(4점), 아주 관련 있음(3점), 다소 관련 있음(2점), 관련 없음(1점)'으로 √ 표 해 주시고, 수정내용과 의견을 의견란에 적어 주십시오.

2단계 자극사정 문항은 수정이 필요한 문항에 밑줄을 그어 주시고 아래쪽에 의견을 적어 주십시오. 단, 폐경지식 도구는 따로 구성하였으니 1단계 행위사정 문항과 같이 4점 척도에 √표를 해 주십시오.

※ **1단계: 행위 사정(신체적, 자아개념, 역할기능, 상호의존)**

　1단계 행위사정 문항은 각 문항에 대해 '대우 관련 있음(4점), 아주 관련 있음(3점), 다소 관련 있음(2점), 관련 없음(1점)'으로 √ 표 해 주시고, 수정내용과 의견을 의견란에 적어 주십시오.

1. 다음의 각 문항이 폐경기 신체적 건강 양상을 측정하는 데 타당하다고 생각하십니까?

구 분		신체적 건강 양상	매우 관련 있음 (4점)	아주 관련 있음 (3점)	다소 관련 있음 (2점)	관련 없음 (1점)
내분비계	1	얼굴이 붉게 달아오르고 땀이 난다.				
	2	유방의 크기와 감각에 변화가 있다.				
	3	월경이 불규칙하게 있다 없다 한다.				
	4	주위온도와 상관없이 덥다고 느낀다.				
	5	성관계 시 질분비물이 적어져서 불편하다.				
	의견					
산소화	6	몸에 갑자기 열이 나고 식은땀이 난다.				
	7	가슴이 답답하고 어지럽거나 현기증이 난다.				
	8	맥박이 빨라지고 심장이 빨리 뛴다.				
	9	두통 혹은 편두통이 있다.				
	의견					
영 양	10	소화가 잘 안 되고 식사량이 줄었다.				
	11	몸무게가 늘고 복부비만이 왔다.				
	12	한꺼번에 많이 먹고 다음 끼니는 굶는다.				
	13	음식을 먹으면 가슴이 아프거나 속이 불편하다.				
	의견					

구 분		신체적 건강 양상	매우 관련 있음 (4점)	아주 관련 있음 (3점)	다소 관련 있음 (2점)	관련 없음 (1점)
배 설	14	변비나 설사를 한다.				
	15	요실금이 있다.				
	16	비뇨기계 감염이 있다.				
	17	소변이 자주 마렵거나 보고 나도 시원하지 않다.				
	의견					
활동과 휴식	18	허리나 무릎, 어깨 관절이 쑤시고 아프다.				
	19	쉽게 피로하고 기운이 없다.				
	20	자고 나도 몸이 개운하지 않다.				
	21	잠이 잘 안 온다.				
	22	여러 가지 일을 한꺼번에 하기 어렵다.				
	의견					
피부 통합성	23	피부가 건조하고 가려움증이 있다.				
	24	눈이 건조하고 피로하다.				
	25	질이 건조하다.				
	26	염증과 피부의 멍이 오래간다.				
	27	피부에 점이 많아졌다.				
	28	머리카락이 거칠어지고 많이 빠진다.				
	29	피부가 얇아지고 탄력성이 줄었다.				
	의견					
감 각	30	글씨가 잘 보이지 않는다.				
	31	음식을 예전보다 짜게 먹는다.				
	32	깜짝깜짝 놀란다.				
	33	입맛이 없다.				
	34	손발이 차고 저리다.				
	35	얼굴에 경련이 일어난다.				
	36	동통이나 감각 변화에 둔감해졌다.				
	의견					

구 분		신체적 건강 양상	매우 관련 있음 (4점)	아주 관련 있음 (3점)	다소 관련 있음 (2점)	관련 없음 (1점)
신경기능	37	불안정한 기분이 들거나 행동을 한다(안절부절).				
	38	전달사항을 잘못 이해할 때가 있다.				
	39	집중이 잘 안 된다.				
	40	기억력이 감퇴되어 잘 잊어버린다.				
	의견					
체액 전해질 균형	41	구역질이 난다.				
	42	땀이 많이 나거나 전혀 나지 않는다.				
	43	목이 자주 마르다.				
	44	몸이나 얼굴이 붓는다.				
	45	타액(침)이 줄고 입이 마른다.				
	의견					

2. 다음의 각 문항이 폐경기 자아개념 양상을 측정하는 데 타당하다고 생각하십니까?

구 분		자아개념	매우 관련 있음 (4점)	아주 관련 있음 (3점)	다소 관련 있음 (2점)	관련 없음 (1점)
신체감각 (body sensation)	46	어딘지 모르게 불편하고 아픈 것 같다.				
	47	성적욕구가 감퇴한 것 같고 성관계가 귀찮다.				
	48	혈액순환이 안 되고 피가 부족한 느낌이 든다.				
	49	쉽게 피로하고 기운이 없다.				
	50	성생활이 불만족스럽다.				
	51	남편과의 열정은 사라지고 정으로 산다.				
	의견					

구 분		자아개념	매우 관련 있음 (4점)	아주 관련 있음 (3점)	다소 관련 있음 (2점)	관련 없음 (1점)
신체상 (body image)	52	얼굴이 미워진다.				
	53	나이가 들어감을 느낀다.				
	54	폐경 후에 올 변화가 두렵다.				
	55	몸이 작아지는 느낌이다.				
	56	건강에 대해 더 이상 자신이 없다.				
	57	몸무게가 늘고 복부비만이 온다.				
	58	생리하는 것이 부담스러우면서도 폐경 후에 올 변화가 두렵다.				
	59	갑작스런 신체변화에 당황스럽다.				
	60	10년만 젊게 변했으면 좋겠다.				
	의견					
자아 정체성 (self –consist ency)	61	아래로 꺼져 내려 땅바닥에 붙어 버릴 것 같다.				
	62	과거의 나의 희생에 대해 인정받지 못한다.				
	63	기대에 미치지 못하는 자식 때문에 실망한다.				
	64	할 일이 줄어들면서 외롭다.				
	65	이유 없이 기분이 가라앉고 우울해진다.				
	66	벼랑 끝에 선 느낌이다.				
	67	이유 없이 눈물이 난다.				
	68	가을이 되면 슬퍼진다.				
	69	막연한 불안감이 생긴다.				
	70	죽고 싶다는 생각이 든다.				
	의견					
자존감 (self –ideal)	71	다른 사람들이 나의 부정적 면만을 보는 것 같다.				
	72	사람들 앞에서 당당하지 못하고 자신감이 없다.				
	73	남편과 자식의 잘못도 다 내 흉이다.				
	74	다른 사람을 믿을 수가 없다.				
	75	나의 미래에 대해 생각해 본 적이 없다.				

구 분		자아개념	매우 관련 있음 (4점)	아주 관련 있음 (3점)	다소 관련 있음 (2점)	관련 없음 (1점)
자존감 (self – ideal)	76	자신에게 화가 난다.				
	77	심란한 마음이다.				
	78	나만 갱년기가 온 것 같다.				
	79	마음이 답답하고 아무것도 이룬 것이 없다.				
	의견					
영적 윤리적 도덕적 자아	80	인생을 헛되이 산 것 같다.				
	81	공허한 마음이 든다.				
	82	생활의 긴장이 풀어진 느낌이다.				
	83	목적지가 없는 느낌이다.				
	84	신조차도 나의 일상생활에 대해 관심이 없다.				
	85	아무도 나를 사랑하고 돌봐 줄 것 같지 않다.				
	86	내 인생은 힘들고 어려웠다고 생각한다.				
	87	나의 인생에 대해 행복하고 감사함을 느낀다.				
	88	나는 대체로 의미 있는 삶을 살았다.				
	의견					

3. 다음의 각 문항이 폐경기 역할기능 양상을 측정하는 데 타당하다고 생각하십니까?

구분		역할기능	매우 관련 있음 (4점)	아주 관련 있음 (3점)	다소 관련 있음 (2점)	관련 없음 (1점)
1차역할 (4,50대의 중년여성)	89	동료나 주위사람에게서 상대적인 열등감을 느낀다.				
	90	생산적인 일을 하고 싶은데 받아 주는 곳이 없다.				
	91	힘든 일, 하기 싫은 일은 피하고 하지 않는다.				
	92	활동량이 줄고 한꺼번에 여러 일은 해내지 못한다.				
	93	자녀양육이 끝나니 부모님을 돌봐야 한다.				
	94	더 이상 여자가 아닌 것 같다.				
	의견					
2차역할 (어머니 아내직업)	95	자녀와의 의견차이를 더 이상 감당할 수 없다.				
	96	나의 일을 다른 사람이 뺏어간다.				
	97	자녀와의 갈등으로 어머니 역할에 자신이 없다.				
	98	일이나 역할이 바뀌면 일을 잘 못해낸다.				
	99	주어진 일에 자신이 없다.				
	100	사소한 일에 스트레스를 받는다.				
	101	자식과 남편이 나에게 의존하는 비율이 높아졌다.				
	102	예전 같으면 남편이 할 일을 이젠 내가 한다.				
	103	일이 많아지고 책임이 더 무거워졌다.				
	104	회사나 가정에서 내가 결정을 주도해야 한다.				
	105	아랫사람과 윗사람을 동시에 챙겨야 한다.				
	의견					

구분		역할기능	매우 관련 있음 (4점)	아주 관련 있음 (3점)	다소 관련 있음 (2점)	관련 없음 (1점)
3차역할 (모임, 취미)	106	적극적으로 봉사활동을 다닌다.				
	107	바쁘게 살려고 노력한다.				
	108	동시에 여러 가지 역할을 해내야 한다.				
	109	다른 모임활동은 하고 싶지 않다.				
	110	세상 어디에서도 나를 필요로 하지 않는다.				
	111	어떤 모임도 나를 받아 주지 않을 것이다.				
	의견					

4. 다음의 각 문항이 폐경기 상호작용 양상을 측정하는 데 타당하다고 생각하십니까?

구 분		상호작용 양상	매우 관련 있음 (4점)	아주 관련 있음 (3점)	다소 관련 있음 (2점)	관련 없음 (1점)
감정 적절성	112	내 문제를 의논할 만한 상대가 없다.				
	113	남편이 없으면 허전하고 고독하다.				
	114	남편이 괘심하고 원망스럽다.				
	115	과거 나의 노고를 알아주지 않는 가족에게 섭섭하다.				
	116	다른 사람과 대화가 어렵다.				
	117	남편이 자주 전화를 해 준다.				
	118	남편과 서로 마음을 나누게 되었다.				
	119	가족에 대한 나의 사랑을 표현한다.				
	120	남편이나 자녀들로부터 사랑을 받는 느낌 이 든다.				
	121	남편에 대한 측은지심이 든다.				

구 분		상호작용 양상	매우 관련 있음 (4점)	아주 관련 있음 (3점)	다소 관련 있음 (2점)	관련 없음 (1점)
감정 적절성	122	슬픔이나 기쁨이 있을 때 내 감정을 표현한다.				
	123	가족의 관심을 불러일으키는 행동을 한다.				
	124	인간관계에서 손해 보는 느낌이 든다.				
	125	인간관계에서 주위를 스스로 차단한다.				
	126	남편에게 나 없이 한번 살아 보라고 하고 싶다.				
	의견					
발달 적절성	127	가족, 직장, 모임 등에서 가치 있고 사랑받는 존재다.				
	128	남편이나 자녀는 나의 갱년기 변화를 이해하지 못한다.				
	129	대화를 통해 해결하고 문자도 보낸다.				
	130	가정 내에서 안정감을 느낀다.				
	131	남편으로부터 필요한 존재로 인정받는다.				
	132	자녀들이 다 떠나고 남편과 다시 신혼으로 돌아온 것 같다.				
	133	가족들이 나에게 의존한다.				
	134	컴퓨터나 휴대전화 등의 새로운 기능을 몰라 답답할 때가 있다.				
	의견					
자원 적절성	135	시간과 경제적으로 여유로운 생활을 한다.				
	136	부부생활의 변화를 남편이 느끼고 배려해 준다.				
	137	내가 하고 싶은 것을 마음대로 할 수 있다.				
	138	갱년기로 인한 건강변화에 대해 남편과 상의한다.				
	139	갱년기 증상으로 병원을 찾는다.				
	140	마음을 털어놓을 친구가 없다.				

구 분		상호작용 양상	매우 관련 있음 (4점)	아주 관련 있음 (3점)	다소 관련 있음 (2점)	관련 없음 (1점)
자원 적절성	141	필요할 때 나를 도와줄 사람이 가까이 있다.				
	142	나를 지켜주고 힘이 될 만한 사람이 없다.				
	의견					

※ 2단계: 자극사정 문항들입니다. 각 자극에 수정 또는 추가가 필요한 문항에 밑줄을 그어 주시고 아래쪽에 의견을 적어 주십시오. 단. 19번 폐경지식 도구는 각 문항에 대해 '매우 관련 있음(4점), 아주 관련 있음(3점), 다소 관련 있음(2점) 관련 없음(1점)'으로 √표 해 주시고, 수정내용과 의견을 의견란에 적어 주십시오.

Ⅰ. 초점자극: 폐경

1. 현재 월경상태는 어떠하십니까?

① (　　　)월경의 양과 기간에 변화가 생겼다.

② (　　　)불규칙적으로 있다 없다 한다.

③ (　　　)월경이 없어지고 1년이 되지 않았다.

④ (　　　)월경이 없어지고 1년 이상 경과하였다.

Ⅱ. 연관자극: 중년기, 교육, 경제상태, 결혼유무, 가족상태, 스트레스 정도, 건강상태, 폐경지식, 자녀양육과 시부모 모시기 등의 중년여성의 가족 내 역할의 과중

2. 귀하의 연령은 만_____세

3. 귀하의 교육 정도는 어떠하십니까?
   ① (   )무, 초등졸, 중학교 졸업
   ② (   )고등학교 졸업
   ③ (   )대학 졸업
   ④ (   )대학원 이상

4. 귀하는 직업이 있으십니까?
   ① (   )있다.   ② (   )없다.

5. 직업이 있다면 정규직입니까 비정규직입니까?
   ① (   )정규직   ② (   )비정규직

6. 직업의 특성은 어떠하십니까?
   ① (   )주로 정신노동을 한다.
   ② (   )주로 육체노동을 한다.
   ③ (   )정신노동과 육체노동을 모두 한다.

7. 귀 가정의 수입 정도는 귀하는 어떻게 성각하십니까?

   ① (   )매우 충분하다.

   ② (   )충분하다.

   ③ (   )적당하다.

   ④ (   )부족하다

   ⑤ (   )매우 부족하다.

8. 귀하의 결혼상태는 어떠하십니까?

   ① (   )기혼   ② (   )미혼

9. 기혼인 경우 ① (   )현재 배우자와 동거하고 있다.

              ② (   )현재 배우자와 별거하고 있다.

              ③ (   )배우자와 사별하였다.

10. 귀하는 자녀가 있습니까?

   ① (   )있다.   ② (   )없다.

11. 자녀가 있다면 자녀의 수는 딸＿＿＿＿명, 아들＿＿＿＿＿명

12. 현재 귀하의 가족 상태에 대한 질문입니다.

   (1) 입시를 준비하고 있는 자녀가 있다.

      ① (   )예   ② (   )아니오

   (2) 결혼을 준비하고 있는 자녀가 있다.

      ① (   )예   ② (   )아니오

(3) 구직 중에 있는 자녀가 있다.

    ① (   )예   ② (   )아니오

(4) 손자나 손녀를 내가 돌봐 주어야 하는 자녀가 있다.

    ① (   )예   ② (   )아니오

(5) 시부모 혹은 친정부모와 동거하고 있다.

    ① (   )예   ② (   )아니오

(6) 아픈 가족을 돌보고 있다.

    ① (   )예   ② (   )아니오

(7) 부모 혹은 친척을 경제적으로 보조하고 있다.

    ① (   )예   ② (   )아니오

(8) 1년 이내에 남편이 실직 혹은 사업실패를 하였다.

    ① (   )예   ② (   )아니오

13. 현재 귀하 생활에서 느끼는 스트레스 정도를 0에서 10 사이에 √표 해 주십시오.

```
0   1   2   3   4   5   6   7   8   9   10
├───┼───┼───┼───┼───┼───┼───┼───┼───┼───┤
```

스트레스가   심한 스트레스로
전혀 없다.   죽을 것 같다.

14. 현재 귀하의 건강상태를 어떻게 평가하시겠습니까?

    ① (   )건강상태가 매우 좋다.

    ② (   )건강상태가 좋은 편이다.

③ (   )건강상태가 좋지도 않고 나쁘지도 않다.

④ (   )건강상태가 나쁜 편이다.

⑤ (   )건강상태가 매우 나쁘다.

15. 귀하의 가장 최근의 정확한 체중과 키를 적어 주십시오.

키_____cm　　　　　　　몸무게_____kg

Ⅲ. 잔여자극: 종교, 폐경에 대한 느낌, sexuality, gender role

16. 귀하의 종교는 무엇입니까?

① (   )기독교　　② (   )천주교　　③ (   )불교

④ (   )기타 종교　　⑤ (   )종교 없음

17. 귀하의 폐경에 대한 느낌은 어떠하십니까?

1) 젊음과 아름다움을 상실하여 슬프다.

2) 홀가분하고 자유롭다.

3) 누구나 겪는 것으로서 특별한 느낌이 없다.

4) 인생의 한 과정으로 성숙하는 느낌이다.

18. 지금까지의 남편과의 성생활은 어떠하였습니까?

1) 매우 만족한다.　　　2) 만족한다.

3) 불만족한 편이다.　　4) 아주 불만족스럽다.

19. 남편과의 관계에서 귀하의 지위는 어떠합니까?

    1) 남편에게 복종적이다.

    2) 남편과 대등하다.

    3) 남편보다 우세하다.

〈부록 3〉 대상자의 일반적 특성   (N=220)

특 성	실수(%)
연령**	
45 - 49세	88(40.0)
50 - 54세	83(37.7)
55 - 60세	49(22.3)
결혼상태**	
동 거	195(88.6)
별 거	11(5.0)
사 별	13(5.9)
종교*	
기 독 교	40(18.2)
천 주 교	56(25.5)
불 교	78(35.5)
없 음	32(14.5)
기 타	14(6.4)
최종학력**	
중학교 졸업 이하	66(30.0)
고등학교 졸업	90(40.9)
대학 중퇴	8(3.6)
대학 졸업 이상	56(25.5)
월경상태***	
규칙적이나 양과 기간에 변화 있다	78(35.5)
불규칙하게 있다 없다 한다	39(17.7)
월경이 없어지고 1년 이내이다.	22(10.0)
월경이 없어지고 1년 이상 경과	81(36.8)
인지된 경제상태**	
매우 충분	7(3.2)
충 분	50(22.7)
적 당	105(47.7)
부 족	49(22.3)
매우 부족	9(4.1)

특 성	실수(%)
직업**	
전업주부	114(51.8)
전일제 직업	69(31.4)
시간제 직업	37(16.8)
직업특성(주부제외)**	
정신노동	34(32.1)
육체노동	38(35.8)
정신, 육체노동	34(32.1)
자녀(딸)**	
있 음	153(69.5)
없 음	67(30.5)
자녀(아들)**	
있 음	163(74.1)
없 음	57(25.9)
현재 가족 상태**	
자녀 중 입시준비생이 있다.	46(20.9%)
결혼 준비 중인 자녀가 있다.	109(49.5%)
구직 중인 자녀가 있다.	49(22.3%)
손자를 돌본다.	6(2.7%)
부모와 동거 중이다.	21(9.5%)
아픈 가족을 돌보고 있다.	51(23.2%)
남편이 최근에 실직하였다.	16(7.3%)
인지된 건강상태**	
매우 좋다.	13(5.9%)
좋은 편이다.	70(31.8%)
좋지도 나쁘지도 않다.	93(42.3%)
나쁜 편이다.	42(19.1%)
매우 나쁘다.	2(0.9%)
폐경에 대한 느낌*	
아프고 병들까 두렵다.	37(16.8%)
젊음을 상실하여 슬프다.	34(15.5%)
누구나 겪는 것으로 별 느낌이 없다.	103(46.8%)
홀가분하고 자유롭다.	16(7.3%)
성숙한 느낌이다.	30(37.7%)

특 성	실수(%)
이성과의 관계*	
매우 복종적이다.	7(3.2%)
복종적이다.	48(21.8%)
대등하다.	148(67.3%)
우세하다.	13(5.9%)

*** 초점자극
** 연관자극
* 잔여자극

▌약력

이화여자대학교 간호대학 간호학과 졸업
이화여자대학교 대학원 간호학 석사, 박사
현) 가야대학교 간호학과 교수

▌주요논문 및 저서

『간호와 영양』, 『간호학 개론』, 『모성 신생아ㆍ여성건강간호학 Ⅰ, Ⅱ』
부산지역 결혼이주여성의 건강관련 실태
불임여성의 인공수정 경험
청소년이 지각한 가족 건강성, 가족기능, 자아정체감과 우울
부산지역 남자고등학생의 성태도 및 성행동과 자아존중감
A study on the anxiety about aging of the middle-aged women
Adaptation of middle aged women in the menopause period
외 다수

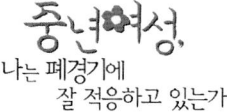

나는 폐경기에
잘 적응하고 있는가

초판인쇄 | 2009년 6월 10일
초판발행 | 2009년 6월 10일

지은이 | 배경의
펴낸이 | 채종준
펴낸곳 | 한국학술정보㈜
주 소 | 경기도 파주시 교하읍 문발리 파주출판문화정보산업단지 513-5
전 화 | 031) 908-3181(대표)
팩 스 | 031) 908-3189
홈페이지 | http://www.kstudy.com
E-mail | 출판사업부 publish@kstudy.com

등 록 | 제일산-115호(2000. 6. 19)
가 격 | 19,000원

ISBN 978-89-268-0023-2 93510 (Paper Book)
     978-89-268-0024-9 98510 (e-Book)